汉竹编著●健康爱家系列

清血管
降三高

李宁 谢洪智 / 主编

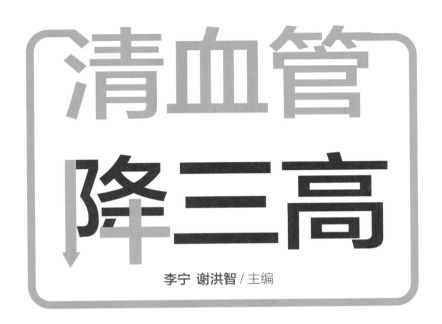

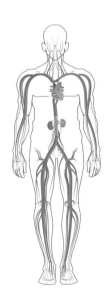

U0260536

江苏凤凰科学技术出版社

·南京·

自序

  随着人类的发展和科学技术的进步，食物越来越丰富，体力劳动越来越少，这原本对于我们来说是极大的福音。充足且良好的营养减少了人类由于营养不良和感染性疾病导致的死亡，大幅度延长了人类的寿命。繁重体力劳动的减轻极大地解放了我们的身体，提升了我们的生活质量。但与此同时，过多的食物摄入和过少的体力劳动也带来了许多问题。

  近年来，很多慢性非传染性疾病，如高脂血症、糖尿病、高血压、冠心病等的发病率逐年升高。在20世纪50年代，与营养、卫生条件等密切相关的呼吸系统疾病和传染性疾病位于导致中国人因疾病死亡的前两位，而目前，则是由与现代生活方式及环境状况密切相关的心脑血管疾病和恶性肿瘤取代了它们的位置。

  高血压、高血脂、高血糖是导致心脑血管疾病的罪魁祸首，但在临床上，很多心血管病患者仍处于"病前不防、病后不管"的状态。为了改善"三高"带来的血管问题，减少心脑血管意外，特别请到了协和医院心内科专家谢洪智医生共同主编本书，从饮食、运动、生活起居、用药、心理调节等方面入手，为大家提供人人都能做到的血管保护方法。

  本书提供的每个方法都经过反复斟酌，每一处数据都力求有据可依。书中所传达的健康理念也是人们应该具备的，做到这些即可有效预防心脑血管方面的疾病。

  希望我们的努力能对大家的健康有所帮助，也祝愿所有人都能拥有健康。

2020年3月

目 录

第五章　合理用药，降"三高"保心脏

第六章　换季和冬天，格外注意心脑血管疾病

第七章　睡得好，血管越来越年轻

第八章　好心情就是一剂良药

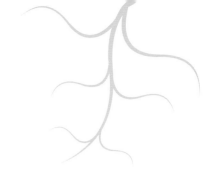

第一章

血管畅通才能降"三高"

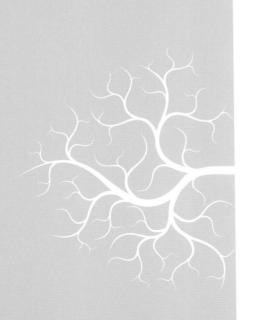

"三高"原来都是血管垃圾惹的祸

血管是血液输送氧气和营养物质到全身的通道，同时也是排出新陈代谢产物（如二氧化碳、无机盐、酚类等）的渠道。

血管垃圾增多会导致皮肤粗糙、干燥，手脚发凉、麻木等症状，虽然有时症状不太明显，但是一旦发作，就会引发致命的疾病。

血管壁增厚引发的疾病当中，最具代表性的三大疾病：高血压、糖尿病和高脂血症。这些疾病会使血液黏滞度变高，令血管失去弹性，脂质斑块增生是引起血管堵塞、血管破裂的"定时炸弹"。

动脉粥样硬化也是血管疾病中比较有代表性的。"粥样"是指血管内增生了粥般黏稠的东西，就像陈旧的下水道里卡了许多残渣一样不通畅。

血管壁增厚，垃圾和毒素堆积在身体的各个部位，身体里的细胞得不到足够的营养物质和氧气供应，会导致器官功能衰退，大大降低生命的质量。

当血管被完全堵塞后，器官的供血供氧就会停止，当这种情况发生在关键器官的供血血管时，就会造成严重后果。比如为心脏本身供血的冠状动脉完全堵塞，就会导致心肌梗死的发生，危及生命。

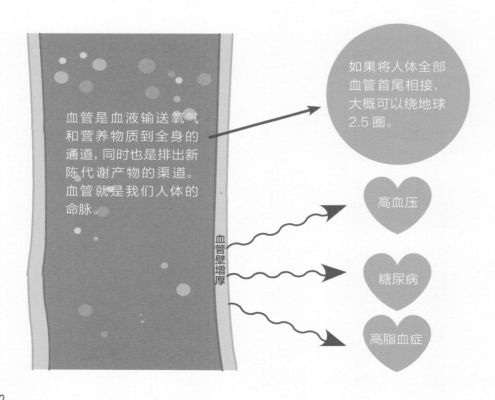

血管是血液输送氧气和营养物质到全身的通道，同时也是排出新陈代谢产物的渠道。血管就是我们人体的命脉。

血管壁增厚

如果将人体全部血管首尾相接，大概可以绕地球2.5圈。

高血压

糖尿病

高脂血症

有"三高"，血管更危险

2.9 亿	350 万	10 秒
我国心脑血管疾病现有患病人数。	我国每年死于心脑血管疾病的人数。	我国每 10 秒钟就有 1 人死于心脑血管疾病。

我们通常所说的"三高"是高血脂、高血压、高血糖的总称。而现代化生活方式是导致"三高"的重要因素。

现代化生活方式的四个特点

1.食物越来越丰富，与人类社会早期食物极度匮乏的情况相比，人们如今能品尝到的食物越来越多，可以说是"过度丰盛"。

2.饮食结构发生改变，从粗茶淡饭、以植物性食物为主到现在越来越多地摄入动物性食物。

3.人们生活节奏加快，快餐食品大量进入日常饮食之中。

4.体力活动日益减少，原始的农耕渔猎生活需要消耗很大的体力和能量，而现代人大多数是办公室工作，出行靠汽车，上楼靠电梯，运动量急剧减少。

这些生活方式和饮食方式的改变造成长期能量摄入大于消耗，导致脂类在体内堆积，出现高血脂、高血糖等问题，并由此带来一系列的健康隐患。所以，人们也把由这些原因所引起的疾病称为"富贵病"或"现代文明病"。而"三高"就是这些疾病中最常见的一类。

"三高"是心脑血管疾病的罪魁祸首，而心脑血管病是严重危害人类健康的常见病、多发病。根据流行病学资料预测疾病的发展趋势，到2020年许多疾病排序将发生重大变化，但冠心病和脑卒中将是人类死因的首位和第二位。其中动脉硬化和冠心病多见于中老年人，发病率与死亡率近年来有增长趋势，其发病原因主要与脂质代谢紊乱所致的高脂血症有密切关系。

2018 年中国农村和城市居民主要疾病死因构成比

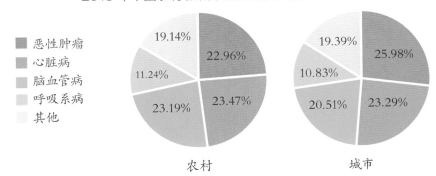

恶性肿瘤
心脏病
脑血管病
呼吸系病
其他

农村

19.14%　22.96%　11.24%　23.19%　23.47%

城市

19.39%　25.98%　10.83%　20.51%　23.29%

降"三高"才能清血管保健康

长期高血压、高血脂和高血糖是动脉硬化形成和发展为心脑血管意外的主要原因。

高血压是脑、心脏、肾脏的"杀手"

血压是血管内的血液在向前流动时，对血管壁的压力。如果患有高血压，会导致血管压力增大，这不仅伤害血管，还会损坏身体各个器官，对脑、心脏及肾脏的损害尤其严重。许多高血压患者最终死于脑卒中、心力衰竭（心衰）以及肾功能衰竭（肾衰）。

高血糖扰乱整个代谢系统

高血糖对健康的危害更是多方面的。糖类、脂类、蛋白质是人体新陈代谢的三大基础物质，高血糖会导致糖代谢紊乱，打破了系统代谢平衡，进而导致脂代谢紊乱，致使整个代谢系统出现问题。由糖尿病引起的急性并发症有高血糖高渗状态、酮症酸中毒；慢性并发症有心脑血管疾病、糖尿病肾病、视网膜病变、周围神经病变和糖尿病足等。

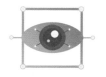

高血脂引发动脉粥样硬化

血脂主要是指胆固醇和甘油三酯这两个指标。胆固醇增高特别是低密度脂蛋白胆固醇增高，会引起动脉粥样硬化，动脉粥样硬化累及哪个器官的血管，哪个器官就会发生缺血，从而损害器官并引起功能障碍。

🌡 发生在心脏的冠状动脉，会引起心脏供血不足，可能引发心绞痛、心肌梗死，这就是冠心病。

🌡 发生在脑部，可能出现脑动脉硬化，导致脑供血不足。

🌡 发生在肾脏，可能造成肾功能不全。

🌡 发生在下肢，可能出现坏疽。

🌡 发生在视网膜，可能造成视网膜动脉硬化，严重影响视力。

而甘油三酯过高容易造成糖尿病以及急慢性胰腺炎等。

以上这些损害大多数是不可逆转的，等发现时再弥补就来不及了。所以，有"三高"问题的朋友们一定要未雨绸缪，在"三高"带来上述问题之前就采取措施，才能保护好血管。

高血压，挑战血管的负荷

高血压非常容易损害血管的内壁。原发性高血压患者多数有血管内皮损伤，高血压与血管功能可能是相互影响的，但目前的研究结果倾向于认为：高血压首先引起血管内皮损伤，而血管壁的这种损伤反过来又会进一步增高血压并带来动脉硬化等问题。

我们的血管是运送血液的管道，为了把血液运送到全身，需要一定的压力，这就是血压。血管是有弹性的，能够适应血液的压力。当各种因素（如老化、高血脂等）引起血管弹性变差或管腔变硬变窄时，若心脏还像往常一样泵出血液，变硬变窄的血管就无法缓冲血液的压力，导致血压升高。而血压升高又导致血管壁承受的压力变大，血管内壁长期承受高压血流的冲击，加上另外一些更复杂的因素影响，血管内壁就会受损。

高脂血症，一点点硬化你的血管

正常的血管内壁是光滑的，血液通过时自然顺畅。当血液中的脂类特别是胆固醇增高时，这些多余的胆固醇就可能在血管壁中堆积；当血管壁有一些小的损伤时，这些损伤的部位就更容易堆积胆固醇。血管像河流一样，一旦中间有堆积物阻碍流通，就会使堆积物越积越大。

此外，还有其他细胞以及钙等参与堆积，这就形成了动脉斑块。这些物质在血管壁上堆积聚集，越来越多，斑块逐渐增大，导致血管变窄甚至堵塞。

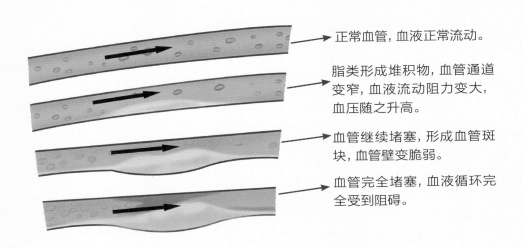

正常血管，血液正常流动。

脂类形成堆积物，血管通道变窄，血液流动阻力变大，血压随之升高。

血管继续堵塞，形成血管斑块，血管壁变脆弱。

血管完全堵塞，血液循环完全受到阻碍。

糖尿病，让全身的血管都失控

1.1亿	120万	3200
我国2型糖尿病患者人数。	我国2型糖尿病患者每年增加人数。	我国2型糖尿病患者每天增加人数。

　　据统计，高达80%的糖尿病患者都会合并心脑血管疾病的高危风险。高血糖对于血管的损害也是有目共睹的。国内一位著名的糖尿病专家说过这样一句话："糖尿病患者，大多数都是血管受损患者。"

　　高血糖可通过多种途径作用于血液和血管，损害血管壁。

　　🌡️ 血液中的葡萄糖与蛋白质结合，形成一些糖蛋白产物，堆积在血管壁后使血管的结构和功能发生改变，导致管腔狭窄。

　　🌡️ 高血糖通过增加自由基的产生来损伤血管内壁。

　　🌡️ 通过影响血小板功能和减少抗凝血物质，使血液处于高凝状态，增加血栓发生概率。

长期血糖控制不良对血管的伤害

　　大血管损害：冠状动脉损害导致冠心病、脑动脉硬化导致脑卒中等心脑血管病，以及肢体动脉硬化引起的坏疽等。

　　动脉粥样硬化：主要侵犯主动脉、冠状动脉、脑动脉、肾动脉和肢体动脉等，引起冠心病、缺血性或出血性脑血管病、肾动脉硬化、肢体动脉硬化等。

　　微血管病变：主要累及微血管网丰富的器官，如视网膜、肾脏等，导致发生糖尿病视网膜病变和糖尿病肾病等。

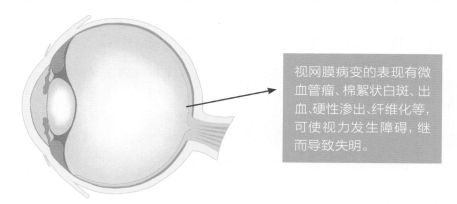

视网膜病变的表现有微血管瘤、棉絮状白斑、出血、硬性渗出、纤维化等，可使视力发生障碍，继而导致失明。

不良生活习惯加速血管老化

餐餐大鱼大肉，血管易堵

随着生活质量的提高，越来越多的家庭膳食偏向于餐餐大鱼大肉。膳食水平提高了，但是健康水平反而降低了，尤其是在外工作的人，午餐经常叫外卖，外出应酬下馆子。而餐馆里的菜为了味道足，多用"重油重盐高糖"来烹制，并且菜品的用油质量等无法保证，长期食用会导致血管里的垃圾越来越多，容易将血管堵塞。

保养血管，可以适量食用一些做法清淡的鱼类，尽量避免摄入过多的油脂，猪肉、牛肉、羊肉等肉类要尽量少食，以每天50克为宜。

昼夜颠倒，打乱血管"生物钟"

从养生角度来讲，晚上11点到凌晨5点的睡眠，可保证肝脏代谢充足。熬夜时，心脑血管的"生物钟"会被打乱，导致人体过多地分泌肾上腺素和去甲肾上腺素，让血管收缩，血液流动减缓、黏稠度增加。长期"黑白颠倒"的人，患心脏病的风险会比正常作息的人增加一倍。

一天两包烟，血管易"中毒"

吸烟是导致血管发生病变的元凶之一，哪怕身体再好，时常抽烟也会让血管中的垃圾增多，血管会一天天变脆弱。

有研究表明，熬夜时吸烟，血液的黏稠度比正常作息时升高好几倍。

运动少，血管垃圾多

正常人皮肤上每平方毫米约有600根毛细血管，平时只开放100~200根，多运动能让更多的毛细血管开放，促进血液微循环；长期不运动，会影响到毛细血管供血，血管内的垃圾会逐渐累积，形成粥样硬化斑块。

不吸烟或尽早戒烟，罹患冠心病的风险可降低43%。

注意！这些信号可能是血管在求救

　　近年来，血管疾病呈现年轻化趋势，临床上发现很多40多岁的患者，血管已经老化得像60多岁。血管疾病的诊治应该从预防开始，并做到早发现早干预。一些血管疾病发病隐匿，没有及时就诊会延误最佳治疗时间。通常可以从患者早期的蛛丝马迹中捕捉到血管的求救信号。

脑血管疾病十大信号

　　1.经常头痛、头晕，耳鸣，视物不清，眼前发黑。

　　2.不停打哈欠，反应迟钝，思维变慢，记忆力减退，注意力明显下降。

　　3.脚趾、手指尖发麻，摸东西没感觉，洗手洗脚不知水温冷热。

　　4.手发抖、发颤，东西拿不住，日常动作困难，如扣扣子。

　　5.舌头不灵，说话不利索，出现短暂的语言障碍。

　　6.不自觉地流口水。

　　7.睡眠差，多梦，睡不醒或醒后累。

　　8.情绪难控制，经常性哭笑，喜怒无常，对人对事无故发火。

　　9.步伐僵硬，行走不稳，莫名其妙地跌跤。

　　10.咳嗽原因不明，服药无效。

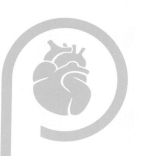

心血管疾病十大信号

　　1.经常心慌、胸闷。

　　2.劳累时，心前区（前胸和左侧乳房的部位，没有明确界限）疼痛，并向左肩、左上臂扩散，持续3~5分钟，休息后可缓解。

　　3.心口部偶有刺痛感，仅持续1~2秒。

　　4.早晨起床或突然坐起时，心口憋闷难受。

　　5.晚上睡觉平躺时胸闷憋气，垫高枕头后感到舒服。

　　6.饭后胸部以下憋胀，冒冷汗。

　　7.走路、爬楼梯或运动稍快稍久后胸闷气喘、心跳加快。

　　8.身体局部莫名疼痛，如下巴、咽喉、牙齿、左肩、颈背部、上腹部等出现阵发性、放射性的疼痛，服用止痛药无效。

　　9.情绪激动时心口绞痛，慌闷。

　　10.浑身乏力，不愿多说话，精神萎靡。

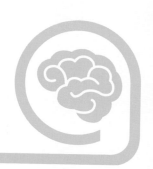

不可不知的心脑血管疾病误区

误区1

血压低于 140/90 毫米汞柱就可以了

一般我们都以为血压降至 140/90 毫米汞柱就足够了，其实这种认识是不正确的。

据最新的国外研究资料显示，55岁时血压正常者在以后生命过程中仍可能会发生高血压。血压和心血管疾病之间的关系是连续性的，独立于其他危险因素。年龄40~70岁的个体血压在115/75毫米汞柱至185/115毫米汞柱的整个范围内，收缩压每增加20毫米汞柱或舒张压每增加10毫米汞柱，患心血管疾病的危险倍增。血压越高，未来发生心肌梗死、心力衰竭、脑卒中和肾脏疾病的危险越大。

因此，目前主张血压在理想范围内越低越好，当然前提是患者应可以耐受，没有其他任何不适表现。对于合并糖尿病、肾脏疾病的患者，血压水平应低于130/80毫米汞柱，这样有助于降低心脑血管事件的危险发生率，延缓肾功能的恶化。

血压	数值（单位：毫米汞柱）
高血压	≥130/80
正常血压	90/60≤血压<130/80

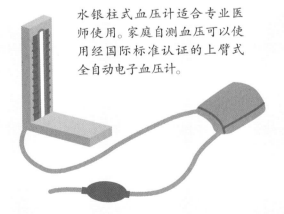

水银柱式血压计适合专业医师使用。家庭自测血压可以使用经国际标准认证的上臂式全自动电子血压计。

高血压新定义

2017年举行的美国心脏协会（AHA）科学年会上，正式发布了《2017AHA/ACC高血压指南》。该指南将高血压定义为≥130/80毫米汞柱，取代以前140/90毫米汞柱的高血压标准。

高血压没有症状，就不用治疗

> 　　55岁的刘大伯身体一直比较硬朗，体检测出血压为175/98毫米汞柱，但他不以为意地说，自己这5年来，血压一直偏高，却没有头晕等任何不舒服的感觉，所以一直没有吃药，因为周围的朋友说，高血压一吃药就停不了。他心想，那不成了药物依赖吗？所以，他坚持不吃药不看医生。医生经过检查，发现刘大伯左心室肥厚，考虑为高血压引起了心脏的继发性损害。

　　刘大伯这样的患者举不胜举，他们对高血压认识不够，认为自己没有患病症状，就没必要治疗，因此就延误了病情。

　　一般来说，大约有50%的早期高血压患者可以完全没有任何症状，其实这种"隐匿"的高血压危险性更大！因为有症状的患者会及时就诊，配合医生调整治疗方案，从而有助于病情的控制；而没症状的患者归咎于个体差异，容易忽视治疗，但血压高所造成的危害持续，结果很多患者直到出现心衰、脑出血等严重并发症后才去治疗，悔之晚矣。

　　所以只要诊断患有高血压病，都应该进行认真地治疗。还有很多高血压患者服药总是断断续续，以为血压高了才需要吃药，结果血压反复波动，心脑血管事件有增无减。造成用药中断的因素很多，其中关键的一个因素是对"高血压必须长期治疗"认识的不足，误以为血压一旦降了下来便可以停药了，担心用药时间长会引起不良反应。这种认识误区极为有害，应当消除。目前，高血压尚不能治愈，这是由于药物的作用才使血压降至正常，一旦停药，血压会很快恢复至原来的水平。因此，高血压患者一般需要终身用药。

误区3 冠心病和高血压是老年人才得的病

不少年轻人认为，冠心病和高血压是老年人才会得的病，与自己关系不大。但事实上，就高血压而言，仅在我国6~18岁的中小学生中，高血压的发病率就已经达到8%左右，当然这其中一部分是继发于其他疾病而出现的高血压。但是，对于有高血压家族史的年轻人，还是应该定期测量血压，尤其是30岁以后，以便及早发现、及时治疗，并且纠正过量饮酒、口味过咸等诱发血压增高的不良习惯。

其实，冠心病就是心脏血管的动脉硬化了，该病的形成过程早在青年甚至幼年时期就已经开始了。当然，由于遗传、饮食、生活习惯以及外界环境等因素的影响，不同人发病年龄也不一样，有些人甚至一生也不出现明显症状。只有血管狭窄到一定程度，或是合并急性血栓形成时才会有明显的症状。

误区4 急性心肌梗死宁可保守治疗也不愿意手术

冠心病介入治疗至今已有40多年历史，它的出现为冠心病提供了药物治疗外的又一种有效治疗方法。除了适用于药物治疗无效或效果差的患者外，对急性心肌梗死的治疗效果尤佳。血管再通机会明显高于药物治疗。有研究显示，介入治疗使急性心肌梗死患者的死亡率由原来的30%下降至5%以内，并且明显减少了并发症的发生。

然而，有些冠心病患者对新技术、新疗法了解太少，觉得手术有风险，在紧急时刻仍不愿选择最佳急诊介入手术方案，错失救治良机甚至危及生命。

有资料表明，仅有30%的急性心绞痛、急性心肌梗死等患者在发病后6小时内接受了紧急介入手术，高达70%的急性冠心病患者由于种种原因选择了药物保守治疗，效果很不理想。

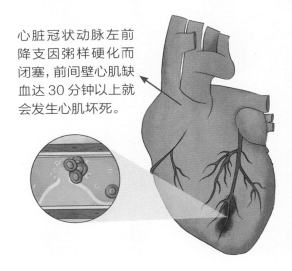

心脏冠状动脉左前降支因粥样硬化而闭塞，前间壁心肌缺血达30分钟以上就会发生心肌坏死。

因此，冠心病患者要改变这种认识上的误区，怀疑急性心肌梗死时要尽早就医，选择有条件做介入治疗的医院，采用急诊介入手术治疗方法无疑是一种明智的选择。

做支架等于万事大吉

误区5

现代医学飞速发展，支架植入技术的出现为冠心病患者提供了一种有效的治疗方法，很多心绞痛患者做完支架手术后症状消失，甚至恢复了体力活动。因此，有些人错误地以为，植入支架后就没事了。

其实，支架治疗只是一种物理治疗，通过改善血管局部狭窄，从而减轻心肌缺血引起的相关症状，缓解心绞痛，使患者的生活质量得到提高。

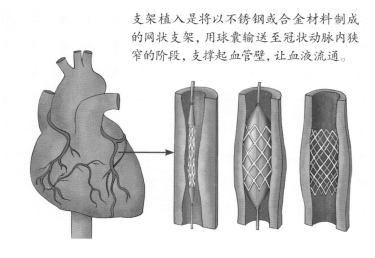

支架植入是将以不锈钢或合金材料制成的网状支架，用球囊输送至冠状动脉内狭窄的阶段，支撑起血管壁，让血液流通。

但是，由于患者有冠状动脉粥样硬化，其他部位的血管同样也会发生狭窄，冠心病的危险性仍然存在，也就是说冠心病并没有"治愈"。况且，有些患者血管病变较多，支架只放在几个重要的部位，还有的狭窄血管没有放支架(血运重建不完全)，或者支架植入后又出现了血管再狭窄，都会使患者继续出现心绞痛症状。

合理地使用介入技术无可厚非，不过，滥用支架则是非常不可取的。和心血管疾病作斗争最重要的手段是改变生活方式，而不是仅依赖于做支架，毕竟此病的根源在于不良的生活习惯。

> 事实上，18世纪时一些医学专家就描述了冠心病、心绞痛的症状，那个时代没有支架，没有搭桥，也没有硝酸甘油。当时一位英国医生把患者组织起来，到空气新鲜的森林里伐木，每天锯树30分钟，3个月后，大多数患者心绞痛消失了。

路在脚下，走向健康，从心做起。能走的走起来，能动的动起来，显然会对高血压、高脂血症等心脑血管疾病的治疗起到很好的效果。

即使做了支架，也不等于就万事大吉了，患者应注意控制血脂、血压，规律运动，戒烟，改善不良生活方式等，并按医生要求根据病情继续服用相关治疗药物。

误区6 经常吃药会形成耐药性

很多冠心病患者，平时犯心绞痛的时候，总是先忍着，尽量不吃药，认为如果经常吃药，以后药效可能就越来越弱了。

其实不然。一方面，心绞痛急救用药最常用的是硝酸甘油，只有长期吃这类药物且每日3次、每次3片以上的用量时，人体才可能产生耐药性；每日吃1次，甚至一日吃上三四次、每次1片，是不会形成耐药性的。

另一方面，心绞痛发作时，冠状动脉痉挛，心肌缺血，及早地给药治疗可以尽快缓解冠状动脉痉挛，改善心肌供血，减轻心肌缺血的损伤程度，甚至可以减少发生急性心肌梗死的可能性。如果心绞痛发作且含服硝酸甘油30分钟后症状仍没有缓解，要高度警惕发生急性心肌梗死的可能性，应及早去医院救治。

高脂血症是一种血脂代谢紊乱疾病，通过服用降脂药物，血脂可以长期控制在正常范围内，但并不等于高脂血症就"治愈"了，一旦停药，血脂会很快再次升高。

对于调脂药来说，目前并没有证据表明血脂达标后停药的可行性。长期大规模临床试验得出的振奋人心的结果都是建立在长期、稳定控制血脂水平的基础之上的。还有临床观察显示，达标后减量往往引起血脂反弹，同时，减量也容易动摇患者坚持降脂治疗的信念，不利于长期疗效的维持。除非出现严重不良反应或不耐受的情况，否则就不应停用降脂药。

服用硝酸甘油从1片开始

服用硝酸甘油时应尽量从最小有效剂量开始。心绞痛时一般先在舌下含化1片0.5毫克的硝酸甘油，若5分钟后仍不见效，可再加服1片，但最多只可以含服3片，每片服用间隔至少5分钟，并在情况缓解后尽早去医院就诊。此外，应在医生指导下备药和用药。

心绞痛发作含服硝酸甘油30分钟后症状仍没有缓解，应及早去医院救治。

为什么我会有"三高"

造成"三高"的因素不是单一的，很多因素都可能促使"三高"的发生。研究资料显示，生活方式是造成"三高"的决定因素，而膳食类型又是其中重要的影响因素。

世界卫生组织（WHO）公布的健康公式：

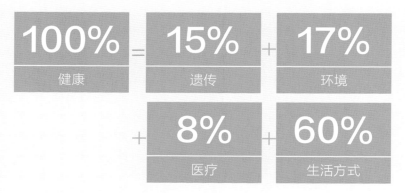

遗传因素

高血压、糖尿病和高脂血症都有一定的遗传倾向。

遗传因素引起高血压已经是公认的了，它是高血压的一个决定因素，高血压具有明显的家族聚集性。约60%的高血压患者有高血压家族史，而且如果父母均有高血压，子女发病概率高达46%。

高血压的遗传可能主要存在基因显性遗传和多基因关联遗传两种方式。在全世界进行的20多个高血压全基因组扫描研究中，共有30多个染色体区段与高血压的发生有关。

糖尿病也存在家族发病倾向，研究显示25%~50%的糖尿病患者有家族史。临床上至少有60种以上的遗传综合征可伴有糖尿病。

相当一部分血脂异常患者存在一个或多个遗传基因缺陷，由基因缺陷所致的血脂异常有明显的遗传倾向。通过对家族性混合型高脂血症的研究显示，此类人群的极低密度脂蛋白在肝脏分泌增加、乳糜微粒及极低密度脂蛋白残基清除延迟，从而导致血浆甘油三酯升高，进而导致血脂异常。

需要注意的是，我们这里所说的"遗传因素"或"遗传倾向"与"遗传病"还不是一个概念。

遗传病:由于遗传物质的改变,包括染色体畸变或基因突变而导致的疾病。其发病的原因明确,完全是由遗传因素决定的,不受后天因素影响,一旦发生染色体或基因的缺陷,则100%发病。

遗传倾向:一种疾病发生可能性的遗传概率,存在这种可能性也不一定发生疾病,需要多种后天因素(如饮食、生活方式、心情等)共同作用。

精神和心理因素

长期精神紧张也是导致多种疾病的诱因,特别是高血压。我国流行病学研究发现,从事精神紧张度高的职业及脑力劳动者高血压发病率高。生活劳动紧张因素、劳动环境中的有害因素、心理精神因素等在高血压的发病中起一定的作用。

饮食习惯

虽然"三高"在某种程度上与遗传相关,但环境因素也是导致"三高"的重要影响因素。

前面已经提到,"三高"是一种有遗传倾向的生活方式疾病。虽然遗传部分不可改变,但饮食习惯及生活方式等是可以改变的,饮食习惯对于"三高"也有很大的影响。近年来的研究表明,饮食中高盐或高钠、饱和脂肪摄取过多等都是造成"三高"的危险因素。

热量摄入过高所导致的肥胖也是造成"三高"的重要因素。肥胖使具有"三高"遗传易感性的个体更加容易发病,或导致疾病的严重程度增加。

研究表明,体重与血压有高度的相关性。超重或肥胖会导致人体发生胰岛素抵抗,进而导致血糖含量升高;肥胖者的身体是一个巨大的"脂肪库",也容易引起血脂升高。超重、肥胖者高血压患病率较体重正常者要高2~3倍,减重10千克可使收缩压下降5~20毫米汞柱。

超重、肥胖的高血压患者减重10千克,可使收缩压下降5~20毫米汞柱。

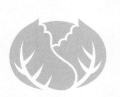

生活习惯

吸烟:吸烟可使交感神经末梢释放去甲肾上腺素,从而使血压增高;同时可通过氧化应激损害一氧化氮介导的血管舒张引起血压增高。

有实验研究显示:吸两支烟,10分钟后,由于肾上腺素和去甲肾上腺素的分泌增加,心跳加快,收缩压和舒张压均升高。吸烟还会直接或间接影响高血压患者的生活质量。

> 一项研究由461 211名30~79岁受试者组成,中位随访7.2年后发现,如果能具备不吸烟或尽早戒烟、每日饮酒<30毫升、参加锻炼活动、饮食蔬果充足、少食红肉,以及保持健康体重这些要素中的至少4项,就可降低58%的严重冠心病事件风险。

酗酒:过量饮酒是引发"三高"的危险因素。研究显示,血压与饮酒及饮酒量之间呈显著正相关。目前研究认为,少量饮酒对糖尿病影响不大,但过量饮酒者糖尿病发生的风险增加43%;少量饮酒对血脂的影响不大,但过量饮酒则毫无疑问会增加血脂含量。过量饮酒可抑制脂蛋白酯酶活性,使肝脏合成极低密度脂蛋白增多,血液中极低密度脂蛋白清除速度减慢,甘油三酯水平升高,加速动脉粥样硬化。

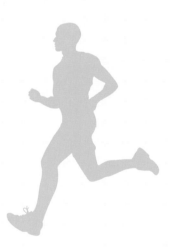

缺乏运动:长期不运动或少运动会导致肌肉量减少、脂肪量增加,这也是引起"三高"发生率增加的重要因素。

其他

病毒感染:部分1型糖尿病是由病毒感染导致,在感染某些病毒(如柯萨奇病毒、风疹病毒、腮腺病毒等)后导致自身免疫反应,破坏胰岛B细胞,从而引起糖尿病。

环境毒物:已知有几种金属,如铅、汞和镉可使血压升高,其中镉已被当作影响血压的一种可能决定因素;还有一些有毒的制剂也会破坏胰岛B细胞,从而引发糖尿病。

"三高"的另类解读: 高患病率+高医疗费+高危险性

"三高"属于终身病,更是生活方式病,也称代谢综合征。即便投入高额的医药费用,也很难根治。此外,"三高"极易互为因果,得了其中一种病,就很容易患上另外两种,其共同的特点是损害人体血管,共同作用于心、脑、肾等靶器官,最终导致冠心病、脑血管病和肾功能衰退的发生,所以防治"三高"迫在眉睫。

高血压

高血压是世界常见的心血管疾病,也是全球流行病之一。

据《中国居民营养与慢性病状况报告(2015)》,我国18岁以上居民高血压患病率为25.2%。2017年中国心脏大会上公布了高血压抽样调查的最新结果,我国约有2.5亿高血压患者,患病率呈上升趋势,且随年龄增高而上升。因为高血压导致的残疾率、死亡率都是最高的,所以被称为国人"第一疾病"。

世界卫生组织建议的标准血压是:凡正常成人收缩压应小于130毫米汞柱(17.3千帕),舒张压应小于80毫米汞柱(10.7千帕)。如果成人收缩压、舒张压等于或大于此数值,就可能患上了高血压。

高脂血症

我国高脂血症患病率为18.6%,在中老年人中发病率为30%~50%,但近年来发病人群有年轻化的趋势。此外,肥胖的人也更容易患上高脂血症。

过多的脂类物质进入血液,引起血液中总胆固醇、甘油三酯、低密度脂蛋白一项或多项水平高于正常标准,或高密度脂蛋白水平低于正常标准,导致血液中血清脂类物质代谢异常,这类病症被称为高脂血症或血脂异常。

高脂血症是造成心脏冠状动脉硬化性心脏病的最主要因素,危及人体的各个器官,长期不治疗会引起心绞痛、心肌梗死、脑卒中等疾病,甚至猝死。

糖尿病

2017年,国际糖尿病联盟公布了第八版的全球糖尿病地图。结果显示,全球糖尿病成人患者(20~79岁)数已达到4.25亿。我国糖尿病患者数达1.096亿,居于全球首位,预计到2040年我国糖尿病患者数将达1.507亿。

糖尿病是内外因素长期共同作用所导致的一种慢性、全身性、代谢性疾病,其基本特点是血糖升高,尿糖出现,脂肪、蛋白质、矿物质代谢紊乱。

糖尿病不但会导致高血压、脑卒中、冠心病等心脑血管疾病,还可能引发肾功能不全、失明、足部疾病等多种严重的并发症,甚至引发死亡。

"三高"互为因果，害处叠加

医学上，将以胰岛素抵抗为病理基础的代谢症候群，包括肥胖、糖尿病、高血压、高脂血症、高尿酸、脂肪肝等，统称为代谢综合征。

从表面上看，"三高"有各自不同的发病机理和病理变化。但从实质分析，只要患有"三高"其中一种疾病，则患有另外两种疾病的风险较一般人要高出很多。

资料显示，60岁以上患有高血压的人群中，有40%~45%同时患有糖尿病或高脂血症；50%左右的糖尿病患者并发有高血压、高脂血症等。

高血压、高脂血症、糖尿病发病率高，后果严重，其并发症如肾病、脑卒中、心肌梗死等甚至严重危及人的生命，因此"三高"已成为现代人生命不能承受之"高"。健康人群应积极通过调整饮食、均衡营养、加强锻炼、戒烟限酒等有效的方式进行预防，而已经患有"三高"的人群，更应该在进行药物治疗的同时，积极调整生活习惯。

糖尿病患者胰岛素不足时，会降低体内酯酶活性，使血脂增高；而肥胖伴高脂血症患者，易产生胰岛素抵抗，诱发糖尿病。因为高血糖患者往往伴有高脂血症，所以人们将这两种病称为"姐妹病"。

糖尿病和高血压可能存在共同的遗传基因，并且血糖高也易引起血压升高，所以医学上将高血糖与高血压视为同源性疾病。

另外，血脂增高极易引发高血压，血压升高又会造成血脂异常，所以高血压和高脂血症互为因果。

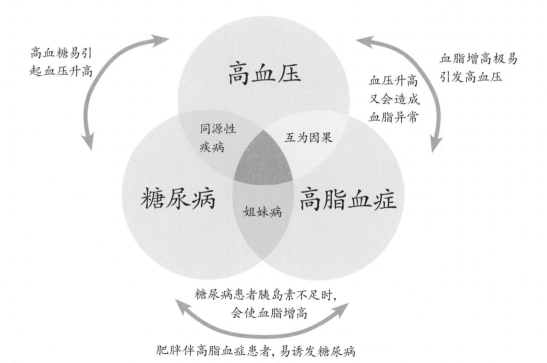

第二章

别被"指标正常"的
报告单迷惑

心电图正常，心脏就健康吗

心电图正常心脏就健康这种说法并不完全正确。我们常说的心电图检查指的是常规心电图检查，这种常规心电图检查在临床上已经使用了100多年，是目前最常用的一种检查心脏功能的方法。它通过检测心脏的电位情况、电脉冲的发放次数、电的传导等来判断心脏是否正常。

心电图不是万能的，不要盲目相信

据统计，通过常规心电图检查可以使50%~65%的冠心病患者得到诊断。当受检者有冠状动脉狭窄并导致其心肌血氧供应不足时，心肌功能受到影响，就会在心电图上表现出心肌缺血或心绞痛的表征。但我们也应该知道，并不是所有的冠状动脉狭窄都会立即造成心肌缺血。一方面，当冠状动脉狭窄不是很严重的时候，所提供的血液还可以勉强满足心肌的需要，此时虽然已经存在问题，但不会有心电图的改变。另一方面，心脏在安静时和剧烈运动时心肌对血液供应的需求是不一样的，安静时心肌需要的血液少，而运动时需要的血液多。人在安静状态下，即使有70%的冠状动脉内腔发生了狭窄，其心肌的血氧供应与需求仍能维持平衡。

心电图的应用范围

- 帮助诊断心律失常。
- 帮助诊断心肌缺血、心肌梗死，并判断心肌梗死的位置。
- 记录人体正常心脏的活动。
- 诊断心脏扩大、肥厚。
- 判断药物或电解质情况对心脏的影响。
- 判断人工心脏起搏状况。

怀疑自己有冠心病, 除了心电图, 还有更好的诊断方法

普通的心电图不能完全真实地反映心脏状况, 因为它是在安静状态下测量的, 但我们不会一直处于安静状态。而且心肌缺血引发的胸痛通常持续时间都较短, 每次只有3~5分钟, 很少超过30分钟。当患者赶到医院时其心肌的血液供应与需求早已恢复平衡了, 所以此时的心电图也是正常的。故心电图正常不能说明心脏功能一定正常, 因为心电图反映的是测量时间段内心脏电传导的情况。

另外, 除了冠心病外, 心脏的疾病还有很多种, 如慢性心肌炎导致的心脏扩大问题、心脏瓣膜方面的问题等, 一般这类心脏疾病在心电图上也不能反映出来。所以要想确切诊断心脏是否存在问题, 应当采用多种手段结合临床症状进行综合评估。如果怀疑为冠心病但又不能确诊, 可以通过冠状动脉造影检查来得到确切的结论。

除心电图外, 冠心病检查的 4 种方法

心电图运动负荷试验

心电图运动负荷试验是发现早期冠心病的一种检测方法, 通过踏车、平板等运动工具运动负荷后进行的心脏功能或血流灌注显像, 用于评价心脏运动负荷后的储备功能。由于其方法简单实用、无创伤、安全, 一直被公认为是一项重要的临床心血管疾病检查手段。

核素心肌显像

可以检测是否存在心肌缺血。(详见本书第31页)

冠状动脉增强 CT

冠状动脉增强 CT 是一项用于检查动脉血管是否正常的一项辅助检查。(详见本书第30页)

冠状动脉造影

冠状动脉造影简称冠脉造影, 是目前唯一能直接观察冠状动脉血管及血流状况的检查诊断方法。该方法能清楚地看到冠状动脉主干及分支血流的状况, 对于判断冠状动脉粥样硬化病变及堵塞状况, 其准确程度是其他方法不可比拟的。除此之外, 冠脉造影可以集检查、诊断、治疗于一体, 在检查中可做诊断, 在需要时可植入支架, 完成手术治疗。但冠脉造影属于微创手术, 存在一些痛苦和风险, 费用也相对较高。

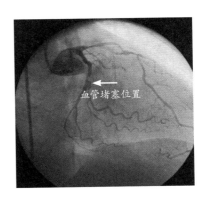

血管堵塞位置

血脂不高就不需要调脂吗

相信有些人在医院看了医生后会遇到这样的问题：自己的化验单上血脂的值明明在正常范围内，医生却开了降脂药。这是为什么呢？是否可以根据化验单上的箭头来简单地判断自己该不该服用降脂药呢？结合一个真实的病例来看一看。

> 赵先生，65岁，患糖尿病多年，一直进行药物治疗，并且从年轻时就开始吸烟，有将近40年的吸烟史。
>
> 他的血脂检查结果如下：
>
> | 检查项目 | 参考值 |
> | --- | --- |
> | 总胆固醇(TC)：5.54毫摩尔/升 | 2.85~5.69毫摩尔/升 |
> | 高密度脂蛋白胆固醇(HDL-C)：1.21毫摩尔/升 | 0.93~1.81毫摩尔/升 |
> | 低密度脂蛋白胆固醇(LDL-C)：3.37毫摩尔/升 | 0~3.37毫摩尔/升 |
> | 甘油三酯(TG)：1.63毫摩尔/升 | 0.45~1.7毫摩尔/升 |

看起来赵先生的血脂检查结果中各项指标都处于正常范围，但医生还是为赵先生开了降脂药。这是为什么呢？为了解释清楚这个问题，就要提到一个名词"血脂分层管理"，即不同的患者用不同的胆固醇指标来控制。

血脂分层管理

危险程度	相关危险因素	低密度脂蛋白胆固醇控制指标
低危	10年内发生心血管疾病的风险小于5%	≤3.4毫摩尔/升（130毫克/分升）
中危	没有明确的相关危险因素，10年内发生心血管疾病的风险为5%~10%	≤3.4毫摩尔/升（130毫克/分升）
高危	冠心病以及危险程度相似的疾病，如糖尿病、脑卒中等	≤2.6毫摩尔/升（100毫克/分升）
极高危	脑卒中或糖尿病合并冠心病、急性冠状动脉综合征	≤1.8毫摩尔/升（70毫克/分升）

医生在判断一个患者是否需要药物治疗时，不仅要看化验单上显示的血脂数值，还要评估心血管综合危险，不同人群"正常值"不尽相同。发生心血管疾病的危险因素除了血脂高以外，还有很多其他的危险因素，如家族史、年龄、吸烟、高血压、糖尿病等。也就是说，即使血脂不高，但有上述问题的人发生冠心病的危险性较大。

心血管危险因素的数目和严重程度共同决定了发生心血管病的危险程度。所以，医生考虑到赵先生65岁的年龄，以及多年的糖尿病史和吸烟史，属于心脑血管事件的高危人群，该类人群的低密度脂蛋白胆固醇应小于2.59毫摩尔/升。因此赵先生需遵医嘱服用药物进行治疗，以便进一步降低低密度脂蛋白胆固醇，从而有效预防心肌梗死、脑卒中等心脑血管事件的发生。

高脂血症是一种血脂代谢紊乱疾病，和高血压一样是终身性疾病。通过服用降脂药物，血脂可以控制在合理范围内，但并不等于高脂血症就"治愈"了。一旦停药或减量，血脂会很快再次升高。因此只要不是特殊情况，比如症状更严重或者不能耐受等不良反应，就不能停用或减量服用降脂药（临床试验中应具体问题具体分析）。

2013 年中国糖尿病管理指南

符合下列特征的糖尿病患者，无论基线血脂水平如何，都应该在生活方式干预的基础上使用他汀类药物：

1. 有明确的心血管疾病。

2. 没有心血管疾病，但年龄 >40 岁并有一个或多个心血管疾病危险因素者（早发性心血管疾病家族史、高血压、吸烟、血脂紊乱或蛋白尿）。

3. 对低风险患者（如无明确心血管疾病且年龄 <40 岁），如果患者低密度脂蛋白胆固醇（LDL-C）>2.6 毫摩尔/升或具有多个心血管疾病危险因素，在生活方式干预基础上，应考虑使用他汀类药物治疗。

血清中 TC（总胆固醇）浓度高于 5.4 毫摩尔/升，心血管疾病发生概率升高约 23%。

注意! 没有危险因素的冠心病

冠心病, 是由于冠状动脉粥样硬化导致管腔变窄, 使供血区的心肌缺血缺氧, 也就是我们通常所说的"血管堵了"。

冠心病不是中老年人才会得的病

前面讲到"血脂分层管理"的概念 (详见本书第22页), 我们已经知道了诱发心血管疾病的危险因素, 即家族史 (家里有近亲患冠心病)、年龄 (中年以上)、吸烟、高血压、糖尿病等。当然, 也不要忘了血脂异常。

如果存在上述问题, 就需要更加注意, 并且按时进行体检, 发现问题及时就医。但也有一些患者, 本身并没有上述危险因素, 却在年纪很轻时就发生了血管堵塞甚至冠心病。之前丝毫没有任何引起冠心病的问题, 让人颇感意外。这是怎么回事呢? 一般观点认为, 动脉狭窄或堵塞的发生是血脂过高或血液黏稠度过高而导致胆固醇或脂质在血管壁上堆积的结果。但后来随着研究的深入, 科学家提出了"炎性损伤"的观点。如今, 这个观点在业内已经得到广泛的认可。

引起冠心病的两个途径

1、炎性因子引发的冠心病

炎性因子作用于血管内壁

⬇

引起血管内皮损伤, 产生炎症

⬇   ⬇

作用于血管壁   作用于冠状动脉

⬇   ⬇

血管壁增厚扩张   冠心病

⬇

动脉粥样硬化斑块

2、细菌和病毒感染引发的冠心病

人体被细菌或病毒感染

⬇

产生的毒素进入血液

⬇

造成血管狭窄或阻塞

⬇

造成"没有危险因素"的冠心病

美国明尼苏达大学赫斯伯格教授曾经做过一项研究发现：牙垢、牙床感染可能会影响人体的心血管系统，进而引起心脏病。美国纽约州立大学的研究人员也发现：冠状动脉血液中含有牙龈菌，牙龈菌会促使牙龈出血，和其他口腔微生物一样，是造成成人心脏病的危险因素之一。英国一项新研究发现，40~50岁的男性群体中，牙齿类疾病对心脏病的诱发作用表现得更为明显。

由此得知，牙床的细菌感染是心脏病发病的重要诱因之一。大家都知道冠心病是一种十分可怕的疾病，而冠心病的众多危险因素中，口腔卫生差、细菌感染是最不可忽视的危险因素之一。人类的口腔中藏匿着上百种细菌和病毒，这种情况下，如果没有注意口腔卫生，就很有可能患上像龋齿、牙周炎、牙龈炎等口腔疾病。

与此同时，一些细菌和病毒也会随着血液循环，依附在冠状动脉壁上，对血管内皮细胞造成损害，引起或加重粥样斑块不稳定，容易导致冠状动脉硬化痉挛、狭窄，甚至引起阻塞而诱发心肌梗死。另外，藏匿于口腔的细菌、病毒及其产生的毒素进入血液，还会增加血液黏稠度，造成机体凝血功能异常，促使血栓形成，成为急性心肌梗死发作的又一重要诱因。

细菌和病毒感染如何导致冠心病

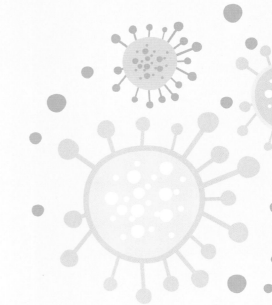

细菌和病毒感染是引起血管"发炎"的常见原因。目前已证实，肺炎衣原体，幽门螺旋杆菌，病毒如巨细胞病毒、疱疹病毒、甲肝病毒等感染均是冠状动脉粥样硬化发生的主要因素。导致感染的病原体（细菌、衣原体及病毒等）很容易通过丰富的头面部血管在全身游走，在血管中成为血栓的核心成分，一旦堵塞冠状动脉，极易诱发急性心肌梗死，从而造成"没有危险因素"的冠心病。

有症状，指标却正常的代谢综合征

代谢综合征是指人体的蛋白质、脂类、碳水化合物等物质发生代谢紊乱的病理状态，是一组复杂的代谢紊乱症候群，是导致糖尿病、心脑血管疾病的危险因素。

代谢综合征的四大特点

1.多种代谢紊乱集于一身，包括肥胖、高血糖、高血压、血脂异常、血液黏稠度高、高尿酸、脂肪肝和高胰岛素血症，这些代谢紊乱是心脑血管病变以及糖尿病的病理基础。

2.目前认为代谢综合征的共同原因是肥胖，特别是中心性肥胖所造成的胰岛素抵抗和高胰岛素血症。

3.可造成多种疾病增加，比如高血压、冠心病、脑卒中，甚至某些癌症。

4.有共同的预防及治疗措施，预防了一种代谢紊乱，也就有利于其他代谢紊乱的治疗，比如合理调整饮食，控制食物热量的摄入，适当进行运动，减轻体重。

高血压 　　　高尿酸

代谢综合征

血脂异常 　　　高血糖

代谢综合征是高血压、高血糖、高尿酸、血脂异常等多种疾病的共同病因。

自我诊断血管健康状态的方法

☐ 是否经常头晕、头疼、耳鸣、失眠、嗜睡

☐ 是否有听力或视力下降

☐ 是否经常恶心、厌食、便秘

☐ 是否经常出现上臂麻痛、肩胛痛、胸背痛、胃痛、胸闷气短、
睡眠时憋醒

☐ 是否有走路多时腿无力,久坐后脚或腿部水肿

☐ 男性是否有勃起功能障碍

出现以上症状虽然不一定就是血管的问题,但如果经常出现上述症状,应及时去医院进行检查。

观察舌头下面的静脉

把嘴尽量张大,舌尖顶住上面的牙齿根部,就能看到舌下静脉(也叫舌下青筋)。正常状态下舌下静脉不会凸起,直径在3毫米以下,长度不会超过舌根到舌尖的3/5,颜色为淡紫色。

抬高左手至心脏高度,观察手指的颜色

如果手指呈鲜明的红色,说明身体处于正常状态;如果是带有发青的暗色或暗红色,说明静脉压偏高,毛细血管衰退或人体处于缺氧状态。

舌下静脉直径超过 3 毫米,并出现延长、迂曲、分支时需要考虑冠状动脉狭窄的可能性。

警惕! 血管堵了却没察觉

　　冠心病多发生于40岁以上的中老年人, 因此, 很多人以为只有老了才需要操心我们的血管。其实不然, 冠心病的发生是一个长期的积累过程, 可能会持续十几年甚至几十年, 在40岁之前, 甚至少儿期, 血管的病变很可能就已经开始了。

　　一项研究选择了21 935例基线年龄为35~84岁无心血管疾病病史的受试者, 每2年对受试人群进行一次随访, 随访截至2010年底。研究发现, 35岁男性发生心血管事件 (80岁前) 的概率为24.4%; 45岁、55岁男性的概率分别为23.8%和21.9%。

　　至今已有多项研究证实, 动脉粥样硬化始发自少儿期, 并随着年龄的增长逐渐加重。动脉硬化的开始阶段和进展阶段一般不会有任何症状, 它在你不知不觉的时候悄悄地侵入身体。

　　血管循环疾病会带来严重的后果。如果发生脑卒中, 可能会造成四肢瘫痪不能行走, 甚至终身卧床不起。而且血管问题还会影响男性勃起功能障碍, 影响夫妻生活和谐。如果出现末梢动脉血管堵塞, 手脚就会溃烂, 严重者还会面临截肢的风险。

按照血管横截面堵塞程度, 一般分为:

　　1.堵塞初期, 堵塞30%以下无症状。

　　2.堵塞中期, 堵塞50%左右无症状。

　　3.堵塞晚期, 堵塞达70%以上出现症状。

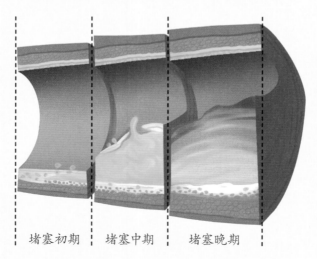

堵塞初期　堵塞中期　堵塞晚期

堵塞面积表现

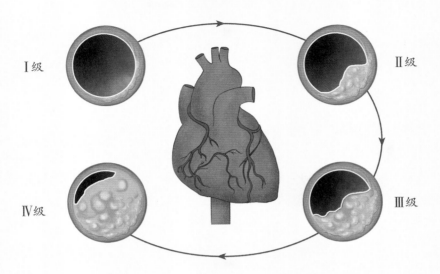

病理学上常依据狭窄最严重部位的横切面, 将冠状动脉粥样硬化造成管腔狭窄的程度分为四级, 即:

Ⅰ级, 管腔狭窄面积在25%及以下。

Ⅱ级, 管腔狭窄面积在26%~50%。

Ⅲ级, 管腔狭窄面积在51%~75%。

Ⅳ级, 管腔狭窄面积在76%~100%。

血管堵塞 70% 以上会出现 4 种主要症状:

1.脑血管堵塞, 出现头晕、白天发困、记忆力减退。

2.心血管堵塞, 出现胸闷、气喘、心慌。

3.上身血管堵塞, 出现腰背发酸。

4.肢体血管堵塞, 出现手脚发麻、发凉、乏力。

血管堵塞不严重时, 一般对组织或器官供血没有显著的影响, 也不会出现明显症状, 因而很难被察觉。只有当堵塞面积越来越大, 严重影响血液供给时才会出现明显症状。一般来说, Ⅰ级、Ⅱ级冠状动脉粥样硬化并不会引起明显的冠状动脉血流量的减少, Ⅲ级以上的狭窄与冠心病的发病有直接关系。病理解剖检查显示, 冠心病心绞痛的患者至少有一支冠状动脉的主支管腔显著狭窄达横切面的75%以上。

由此看来, 动脉粥样硬化的发生发展是一个十分漫长的过程, 是多种危险因素长期、反复作用于大、中型动脉的结果, 它的发生是"静悄悄"的, 起初没有任何症状, 但会随着年龄的增长而逐渐加重。因此, 我们一定要从青少年时期就开始养成健康的生活方式, 加强血管保护, 重视健康积累, 预防动脉粥样硬化, 进而预防心脑血管病的发生。

心血管疾病的 6 种检查方法

对于高危人群或疑似出现心梗症状的人，只靠身体的一些表现是不能作出正确判断的。此时需要科学的检测方法来给出正确的答案。

心电图: 通过电流来检查心脏

在众多的检查方法中，心电图是诊断冠心病简单、常用的方法。当心肌缺血时，心脏的电活动会发生特异性变化，通过心电图仪器描记这种电生理变化，可以帮助诊断冠心病。心电图包括安静状态下描记的心电图、心绞痛发作时的心电图、做运动负荷试验时的心电图，以及 24 小时动态心电图。

超声心动图: 看清心脏结构

超声心动图是通过多普勒原理来检查心脏血流灌注的手段，无痛苦、方便、可靠、准确率较高。超声心动图检查能清楚地显示心脏结构，如心壁厚薄、心腔大小、心脏瓣膜启闭等情况，还可以显示心壁的运动情况，能较准确地测定患者的心功能，对冠心病的诊断和鉴别诊断提供了很大帮助。但超声心动图的价格较心电图要高很多。

CT: 检测血管钙化程度

CT 即电子计算机断层扫描。近年影像学检查设备发展迅速，从多层螺旋计算机断层显像 (MSCT) 到双源计算机断层显像 (DSCT)，已经可以清楚地观测到冠状动脉的血管。通过检测冠状动脉的钙化情况，预测冠状动脉是否存在狭窄以及狭窄的程度和部位，如果没有钙化斑，基本可以排除冠心病。CT 为冠心病的无创检查提供了一种安全可靠的手段。

核素检查: 给心脏拍照片

心血管的核素检查可分为两大类: 一类为心脏功能检查, 另一类为心肌显像。它们都是将核素 (一种放射性物质) 注入患者体内, 核素随血流到达心脏, 再通过一种能够捕捉到核素放射性的相机来进行显像。

核素心血池显像

属于心脏功能检查, 不仅能测定安静状态下的左右心室功能, 也可测定运动或药物负荷下的心室功能状态, 并可用于观察心室壁收缩和舒张的动态影像。核素心血池显像是目前评价心肌供血及心脏泵血能力的一种早期可靠而无创伤性的检查技术。

核素心肌显像

核素心肌显像可以显示缺血区, 明确缺血的部位和范围大小, 结合运动试验再显像, 则可提高检出率。该技术通过心肌损害程度、室腔扩大程度、肺摄取放射性程度等, 可用于诊断急性或慢性冠状动脉疾病, 并确定疾病的严重程度。

心肌酶学检查: 抽点儿血就"知心"

心肌酶学检查是急性心肌梗死的诊断和鉴别诊断的重要手段之一。心梗急性发作时, 心肌由于缺血发生局部坏死, 细胞死亡后其中的一些酶会溢出, 导致血清酶浓度升高以及酶的序列发生变化。通过检测这些酶, 可以判断有无心梗以及心梗发生的时间等。

血管造影: 冠心病诊断的金标准

冠状动脉造影, 是在X线透视的引导下, 将一根很细的塑料导管, 从大腿根部的股动脉或手腕上的桡动脉, 插入和心脏交界的主动脉根部, 注射造影剂, 使冠状动脉显影, 以了解冠状动脉的走行及管腔的大小。冠状动脉造影是目前诊断冠心病最直接、最可靠、最有效的方法, 可以清楚地显示冠状动脉有无狭窄, 狭窄的部位、程度、范围以及病变处血管的血流情况。

教你看懂血液检查化验单

血液常规检查是临床上最基础的化验检查项目之一。现在，血常规的检验基本上是由机器检测。将采取的抗凝全血注入5毫升的真空管内，摇匀后去掉密封上盖，将样本放到采血针下吸样，仪器显示结果后打印。血常规用针刺法采集指血或耳垂末梢血，稀释血液后将其滴入特制的计算盘上，再置于显微镜下计算血细胞数目。

血常规检查注意事项

1.进行血常规检查前一周内，避免暴饮暴食、大量饮酒，不要食用辛辣刺激的食物。

2.检查前三天避免重体力劳动、激烈运动或者高度紧张的脑力劳动，保持心情放松，注意休息。

3.从检查前一天晚上8点到当天检查前不能进食和饮水。

4.检查前先休息15分钟，然后再检查。

5.清洗干净采血部位，通常为上耳垂、中指或无名指的指尖，待干燥后再进行采血。如果是在寒冷的天气，可搓热后再采血。

血常规检查包括红细胞、白细胞、血红蛋白及血小板数量检查等。通过血常规检查，可以发现全身性疾病的早期迹象，比如是否贫血、是否有血液系统疾病、骨髓的造血功能是否正常等。

教你看懂化验单

在看化验单时最常遇到的问题是看不懂上面写的一些简写英文，在此介绍一些化验单上常用的英文简称：

血常规化验单上的常用英文简称：RBC（红细胞）、WBC（白细胞）、HGB（血红蛋白）、PLT（血小板），正常参考值在化验单的右侧都会标明，检查结果除了数字外，还会有"↑"或"↓"以供参考。下表列举了一些血常规检查项目，可作为参考。

TC：代表血浆总胆固醇，也有用 T-CHO 代表血浆总胆固醇的。

TG：代表甘油三酯。

HDL-C：代表血浆中高密度脂蛋白胆固醇。

LDL-C：代表血浆中低密度脂蛋白胆固醇。

ApoA1：代表血浆中载脂蛋白 A1。

ApoB：代表血浆中载脂蛋白 B。

白细胞正常值: 成人(3.5~9.5)×10^9/升, 新生儿(15~20)×10^9/升, 6个月至2岁(11~12) ×10^9/升。

白细胞数增多: 常见于急性细菌性感染和化脓性炎症, 严重组织损伤、急性出血、中毒(如糖尿病酸中毒、尿毒症)、恶性肿瘤、白血病及手术后等。

白细胞数降低: 常见于某些传染病(伤寒、疟疾、病毒感染等)、某些血液病、自身免疫性疾病、过敏性休克、脾功能亢进、恶病质、放疗或化疗后及再生障碍性贫血等。

红细胞正常值: 成年男性(4.3~5.8)×10^{12}/升, 成年女性(3.8~5.1)×10^{12}/升, 新生儿(6~7)×10^{12}/升。

红细胞数增多: 可见于真性红细胞增多症、肺心病、肺气肿、高原缺氧等。

红细胞数降低: 见于各种贫血、血液稀释等。

▆▆市人民医院血常规报告单　　[质评合格 省内参考]

姓　名: ▆▆	病　案:	费　别:	标本编号: 31
性　别: ▆	申请科室: 门诊抽血室	送检医师: ▆▆	条码编号: 0300341757
年　龄:	床　号:	标本种类:	临床诊断:

序号	代码	项目名称	结果	单位	参考值	序号	代码	项目名称	结果	单位	参考值
1	WBC	白细胞	7.33	10^9/L	4--10	16	MONON	单核细胞	0.67	10^9/L	0--0.8
2	RBC	红细胞	4.76	10^12/L	3.5--5.5	17	EON	嗜酸性粒细胞	0.11	10^9/L	0.05--0.5
3	HGB	血红蛋白	151	g/L	110--160	18	BASON	嗜碱性粒细胞	0.01	10^9/L	0--0.1
4	HCT	红细胞压积	44.1	%	36--50	19	RDW-CV	红细胞分布宽度-CV	11.9	10^9/L	10.9--15.4
5	MCV	红细胞平均体积	92.6	fL	82--100	20	RDW-SD	红细胞分布宽度-SD	39.3	%	37--54
6	MCH	平均血红蛋白量	31.7	pg	26--32	21	PDW	血小板分布宽度	10.1	fL	9--17
7	MCHC	平均血红蛋白浓度	342	g/L	320--360	22	MPV	平均血小板体积	9.1	fL	9--13
8	PLT	血小板	215	10^9/L	100--300	23	PCT	血小板压积	0.20	%	0.17--0.35
9	LYMPHP	淋巴细胞比率	32.10	%	20--40	24	P-LCR	大型血小板比率	19.1	%	13--43
10	NEUTP	中性细胞比率	57.20	%	50--70	25	ESR	血沉	8		男:0--15
11	MONOP	单核细胞比率	9.10	%	↑ 3--8						
12	EOP	嗜酸性粒细胞比率	1.50	%	0.5--5						
13	BASOP	嗜碱性粒细胞比率	0.10	%	0--1						
14	LYMPHN	淋巴细胞数	2.35	10^9/L	0.8--4						
15	NEUT	中性细胞数	4.19								

血红蛋白正常值: 男性(120~160)克/升, 女性(110~150)克/升, 新生儿(170~200)克/升。

血红蛋白增多: ①生理性增多, 见于高原居民、胎儿和新生儿、剧烈活动、恐惧、冷水浴等; ②病理性增多, 见于心肺疾患、血管畸形等, 也见于某些肿瘤或肾脏疾病。

血红蛋白减少: ①生理性减少, 见于老年人; ②病理性减少, 见于再生障碍性贫血、缺铁性贫血、巨幼细胞性贫血、急性或慢性失血所致的贫血等。

血小板正常值: (100~300)×10^9/升。

血小板增多(大于400×10^9/升): ①骨髓增生综合征, 见于慢性粒细胞性白血病、真红细胞增多症等; ②急性反应, 见于急性感染、失血、溶血等; ③其他, 如脾切除术后。

血小板减少(小于100×10^9/升): ①生成障碍, 见于再生障碍性贫血、急性白血病、急性放射病等; ②破坏过多, 见于原发性血小板减少性紫癜、脾功能亢进; ③消耗过多, 见于弥漫性血管内凝血; ④家族性血小板减少, 见于巨大血小板综合征。

血常规检查化验单 *

检查项目	正常情况	增高（↑）	降低（↓）
红细胞计数	成年男性（4.3~5.8）×10^{12}/升 成年女性（3.8~5.1）×10^{12}/升 新生儿（6~7）×10^{12}/升	真性红细胞增多症、严重脱水、肺源性心脏病、先天性心脏病	贫血、出血
血红蛋白	男性130~175克/升 女性115~150克/升 新生儿170~200克/升		
白细胞计数	成人（3.5~9.5）×10^9/升 新生儿（15~20）×10^9/升 6个月至2岁（11~12）×10^9/升	各种细菌感染、炎症、严重烧伤、尿毒症、恶性肿瘤	过敏性休克、脾功能亢进、造血功能障碍、伤寒、病毒感染等
中性细胞比率	50%~70%	细菌感染、炎症	病毒性感染
嗜酸性粒细胞比率	0.5%~5%	慢性粒细胞白血病及慢性溶血性贫血	急性心肌梗死、严重烧伤或手术后
淋巴细胞数	20%~40%	百日咳、病毒感染、急性传染性淋巴细胞增多症等	免疫缺陷
单核细胞比率	3%~8%	结核、伤寒、疟疾等	病毒感染
血小板计数	（100~300）×10^9/升	原发性血小板增多症、慢性白血病、感染、炎症、恶性肿瘤、缺铁性贫血、出血等	原发性血小板减少性紫癜、弥漫性血管内凝血、再生障碍性贫血等

* 数据引自赵汉英、王景福. 诊断学 [M]. 2 版. 南京：江苏凤凰科学技术出版社，2018.

实际生活中因各医院检验条件不同，血常规报告单的参考区间会有所变化，如本书第 33 页例举的"市人民医院血常规报告单"。

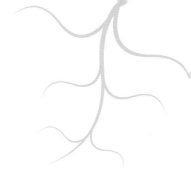

第三章
用食物为血管"瘦身"

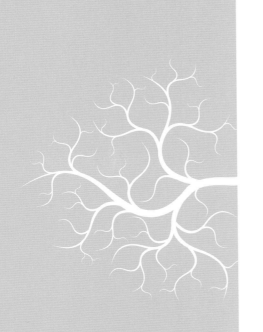

血液稀了稠了都不好

不同的季节、一天内的不同时间以及饮食和气候因素都会影响血液黏稠度。

🌡 一般来说,血液黏稠度在冬季时相对较低,夏季时相对较高。

🌡 在一天之内,凌晨和上午血液黏稠度较高,下午和傍晚较低。

🌡 当冷空气来袭时,气压较高,血液黏稠度较低;而闷热下雨、气压较低时,血液黏稠度较高。

血液黏稠度高的表现

1.晨起头晕,不清醒,思维迟钝。一般要吃过早餐后,头脑才逐渐变得清醒。

2.午餐后犯困,需要睡一会儿,否则整个下午都无精打采。相反,晚餐后精神状态特别好。

3.蹲着干活气喘。下蹲时回到肺、脑的血液量减少,肺、脑等器官缺血,导致呼吸困难。

4.阵发性视力模糊。由于血流灌注少,也可能是血液黏稠度增高引起毛细血管血栓,导致视神经供血不足。

血液过稀过稠的危害

血液黏稠度过高或过低,对健康都是有害的。血液黏稠度增高通常提示红细胞的聚集性增高,血小板的功能异常以及血浆纤维蛋白原含量过多。这些表明已处于心脑血管病的早期阶段或处于血栓形成的隐性阶段。

如果血液黏稠度偏低,通常提示红细胞数量下降,血浆纤维蛋白原含量不足。这一类患者多患有贫血、慢性支气管炎、慢性肾炎、肝炎以及其他感染性疾病。从延年益寿角度来看,血液黏稠度过低似乎更不利于长寿。

用食物调整血液黏稠度

血液黏稠度偏高时,可清晨喝些淡茶水,多吃些水果和蔬菜;血液黏稠度偏低时,应加强营养,多吃些富含蛋白质的食品。体育锻炼对血液黏稠度有双向调节作用,因此,适当参加体育锻炼大有好处。

水是天然的"营养剂"

成人身体的含水量约占体重的70%，人体血液中水分所占比例为83%。水是生命活动必需的营养物质，如果我们身体内没有水，就无法进行各种代谢反应。

身边不乏有人会把咖啡、啤酒、果汁当水喝，这些饮品虽然都是由水构成的，但只能解一时之渴，咖啡和啤酒有利尿作用，喝完以后排出的水分会比喝进去的更多。因此饮品并不能取代水，日常生活中还是要养成经常喝水的习惯。

如何正确地喝水

等到口渴再喝水，身体往往已经处于脱水状态。血液中的水分不会因为多喝水而变多，但会因为脱水而减少。持续脱水会使血液黏稠度增加，血液流动速度变慢。

水分帮助防止血液凝固，促进血液循环，而且可以通过汗液或小便排出体内毒素。如果体内水分充足，皮肤的保湿效果就很好，皮肤就会变得光滑有弹性，一定程度上可以延缓衰老。

我们可以根据尿液的颜色来增减喝水量。小便颜色深并伴有异味，应该适当增加喝水量；小便淡得像清水一样，可以适当减少喝水量。

每天该喝多少水

每人每天的需水量与喝水量不是一个概念。需水量是每天需要的总水量，但由于食物中存在水分，所以每天的需水量减去所吃食物中的含水量就是每天每个人应该喝的水量。每个人的身高、体重不同，从食物中摄入的水分也不同。我们可以参照中国营养学会的建议，根据个人的具体情况进行调整。

总水量（升/天）		饮水量（升/天）	
男	女	男	女
3	2.7	1.7	1.5

盐是调节血管硬度的阀门

盐是我们日常饮食中必不可少的调味品,不仅烹饪食物时需要它,我们的身体也需要它。盐中含有钠离子和氯离子,能调节人体内的酸碱平衡,但过多摄入又会给身体造成危害。

摄入过多的盐,血液中的渗透压就会增高,血容量增大的同时也会加重心脏负担,不容易控制血压。因此,日常饮食中应控制盐的摄入量。

> 一项研究召集954名年龄在35~59岁的人为受试者,每个受试者共收集6次夜尿,以6次平均8小时夜尿钠、钾水平估计其摄入的相对水平。对平均18.6年的随访资料分析表明,夜尿钠与心血管病发病呈显著正相关。该项研究还发现高夜尿钠钾比值也显著增加心血管疾病发病风险。高盐摄入和钾摄入不足均是心血管病的危险因素。

血压与盐

血压和钠盐摄入量呈正相关:摄入的钠盐越多,血压就越高。

从饮食习惯来说,南方偏甜北方偏咸,南方高血压发病率低于北方。50岁以上的人对盐敏感性增高;家族性高血压对盐敏感性更高。据研究,摄入正常的盐量,白天的血压高于晚上,而高盐饮食的人夜间血压也在升高,加重了心梗、脑卒中的风险。

盐摄入量与收缩压(毫米汞柱)关系

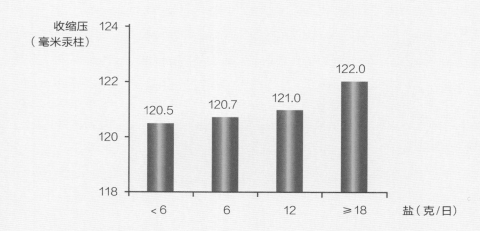

<6 克	**3~5 克**	**≤2 克**
健康人每日摄入盐量。	高血压、糖尿病、高血脂、肥胖者每日摄入盐量。	耳鸣、眩晕、水肿的高血压患者每日摄入盐量。

吃盐多为什么血压高

1.血液中钠多→保留水分多→血容量大→心脏负担大→血流量大→对血管压力加大→血压升高（特别是老年人，血管硬化，缓冲能力差）。

2.长期高钠饮食使血管壁细胞内钠增多→细胞肿胀→血管管腔变小→血管阻力加大→血压升高。

清淡饮食的益处

1.减轻心肾负担，防治并发症。

2.降低血压，特别是轻度高血压。

3.中、重度高血压患者可降低血压，提高药效，减少药物副作用。

盐也不是越少越好

每天控制食盐的摄入是为了预防心血管疾病，但也不是用盐越少越好，有些人甚至不吃盐，这就有点过犹不及了。人的正常血钠含量不低于135毫摩尔/升，如果血钠含量已经低于这一水平还在限制盐的摄入量，只会危害身体健康，可能会出现乏力、精神不振等症状。

低盐饮食小窍门

1.炒菜时，适量用酱油、豆瓣酱、芝麻酱调味，或用葱姜蒜等辅料提味。

2.鲜鱼类可以采用清蒸等少油少盐的烹饪方式。

3.炒菜时可换用甜、辣等调味品来烹制。

4.炒菜出锅时再放盐或把盐均匀地撒在菜上，以此减少盐的摄入量。

5.醋、柠檬、橘子等酸味食物可以减少盐的用量。

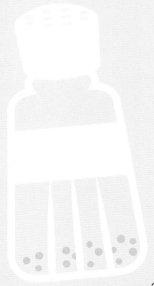

肉类营养再好也不多吃

纵享美食解了一时之馋,但会给身体带来负担。相反,适当节制进食量是对自己身体负责,再好吃、营养再丰富的食物也不能多吃。

生活中往往有人这么说:有的人不吃肉也不能长寿,有些人每天都吃肉,也能活到九十九。当然,任何事情都不是绝对的,虽然不可否认有这样的事实,但其不具有普遍意义,这种"每天都吃肉能活到九十九"的说法并不适用于所有人,因为每个人的身体特质、健康情况各不相同,例如胖瘦、血脂高低、代谢能力、消化吸收能力等。

每天都吃大量肉类,血管还能保持健康的人一般具有以下特征:

1.体型比较消瘦,吃再多肉也胖不起来。

2.经常运动,而且消化能力比较好。

3."长寿因子"（高密度脂蛋白胆固醇)较多。

4.甘油三酯水平较低,具有较高的代谢水平。

对照以上特征,如果你恰好符合这些特征,那么恭喜你,就算比其他人多吃一点肉也没什么大问题。如果情况正好相反,那么你就要严格控制肉类的摄入量,以保持身体健康。

用鸡肉、牛肉来代替猪肉

和猪肉相比,鸡肉、牛肉蛋白质含量较高,脂肪含量较低。鸡肉中含有丰富的B族维生素,有助于修补破损的血管,促进肝脏中的脂肪加速排出,降低患脂肪肝的风险;牛肉特别是瘦牛肉脂肪含量低,不容易增加血脂,也不容易使人长胖,还能提供优良的蛋白质、B族维生素和多种矿物元素。

但只要是肉类均含有脂肪,都不宜过量食用。

改掉吃甜食的习惯

如今，各种糕点、饮料等含有大量糖的食物层出不穷，并深受人们的喜爱。糖和甜食不只味道甜美，对于很多人来说也可以带来心理上的满足感；当饥饿时吃些甜食还会迅速缓解饥饿感。但殊不知过量的甜食可是血管的"杀手"之一。

我们日常烹调会用到白糖、冰糖，有时也会用到红糖、黄糖，这些糖类属于双糖，会很快水解为单糖，不仅不利于控制血糖，也不利于控制体重、保护心血管。无论是蛋糕、糖果或是精制白糖，过多食用对身体健康有百害而无一利。因此，改掉吃甜食的习惯，是饮食养生的重要环节。

你"吃"了多少反式脂肪酸

奶油蛋糕、奶茶、冰激凌、糖果、威化饼干、夹心饼干等食物含有经过人工合成的植物奶油，保存时间长、口感清脆而润滑，这都是反式脂肪酸的功劳。反式脂肪酸不能完全被人体所吸收，如果长期过量食用，在体内难以被分解，可能会引发动脉粥样硬化、冠心病、肥胖等。

《新英格兰医学杂志》曾发表哈佛医学院等机构进行的"护士健康研究"，结论是"日常饮食中来自反式脂肪酸的热量在总热量中的比例上升2个百分点（大致相当于4克），冠心病的发生率增加1倍左右"。

近几十年的研究发现，反式脂肪酸会增加低密度脂蛋白胆固醇的水平，同时还会提升甘油三酯和脂蛋白的水平，这三点都与心脏病相关。它还能降低起保护作用的高密度脂蛋白胆固醇的水平，会让血小板更加黏稠，容易形成血栓，导致心脏病等。相比其他食物，反式脂肪酸会带来2倍、3倍甚至是4倍的严重危害，会导致心脏病发病率升高。

为了增进心血管健康，世界卫生组织（WHO）和联合国粮农组织建议，尽量减少膳食中反式脂肪酸的摄入，最大摄入量不超过总热量的1%。

保护心血管的 11 种营养物质

膳食纤维

> 冠心病在西方国家的人群中是一种危害极大的疾病，我国冠心病的发病率也呈上升趋势。流行病学调查表明，膳食纤维摄入量高与冠心病死亡的危险性大幅度降低有关。膳食纤维有降低胆固醇的作用，例如燕麦麸能使血胆固醇下降5%~15%，豆类也有降低胆固醇的作用。实验发现，血胆固醇每下降1%可使心血管疾病发生的危险率减少2%。在膳食中添加全谷粒、豆类和富含果胶的水果即可保证膳食纤维的摄入。

蔬菜、水果、全谷物及其制品、海藻类等食物中都富含膳食纤维。膳食纤维具有调整碳水化合物和脂类代谢的作用，能结合胆酸，避免其合成胆固醇沉积在血管而升高血压；膳食纤维还能促进钠的排出，降低血压。因此我们在日常饮食中可以适当多吃蔬菜、水果、粗粮等富含膳食纤维的食物。中国营养学会提出，我国普通人群膳食纤维正常摄入量为每日30克左右。

膳食纤维，尤其是可溶性膳食纤维对降低血胆固醇有明显的效果。有研究显示，每日摄入5~10克可溶性膳食纤维就能够降低10%~15%的低密度脂蛋白和减少10%~15%的心脑血管事件的发生率。

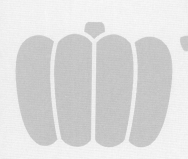

富含膳食纤维的食物： 芹菜、苋菜、韭菜、南瓜、红薯、燕麦、山药、大豆等。

磷脂

磷脂是一种特殊的脂肪,被吸收后使血中的脂肪和胆固醇颗粒变小,保持悬浮状态,减少了脂肪在血管壁沉积的机会,进而起到防止动脉硬化的效果。

鸡蛋的磷脂含量十分丰富,猪血、大豆、芝麻等食物也富含磷脂。如果从食物中摄取的量还不够,可以在医生的指导下进行药补,每天服用药剂25毫克即可。

在试验中,给心血管病患者每天吃2~6汤匙从鸡蛋中提取的卵磷脂。几个月后,这些人的胆固醇水平明显下降,心脏功能也获得相应改善。

ω-3 脂肪酸

ω-3脂肪酸是不饱和脂肪酸的一种。此种不饱和脂肪酸能减少人体内血胆固醇和甘油三酯生成,促进血管内皮细胞合成更多的前列腺素,减少血栓素 A_2(一种强烈的血管收缩剂和血小板凝结剂),降低血液黏稠度。

生活在北极圈的因纽特人长期摄入高脂肪、高胆固醇、低膳食纤维的海鱼,但心脏病发生率却很低,只有欧美居民的1/10,这得益于海鱼中丰富的 ω-3脂肪酸。

DHA 和 EPA

DHA的学名叫"二十二碳六烯酸",EPA的学名叫"二十碳五烯酸"。它们都被称作"长链多不饱和脂肪酸",属于 ω-3脂肪酸系列,也是鱼油中的重要成分。正是由于这两种脂肪酸,才使得高脂肪的深海冷水鱼变成了健康食物。

单不饱和脂肪酸

单不饱和脂肪酸是指脂肪分子中含有1个双键的脂肪酸。天然食物中最常见的单不饱和脂肪酸是油酸。

目前的研究显示，单不饱和脂肪酸有助于降低甘油三酯和胆固醇，对心血管健康具有益处。流行病学调查结果也发现，经常食用山茶油、橄榄油的人患冠心病的概率较低，因为山茶油、橄榄油中单不饱和脂肪酸的含量较高。

除了山茶油和橄榄油外，鹅、鸭等水禽类动物的脂肪中也含有较多的单不饱和脂肪酸。鹅肉、鸭肉的脂肪含量并不逊于牛肉、羊肉、猪肉等，但其中的脂肪成分却大相径庭，其单不饱和脂肪酸的含量与橄榄油颇有几分相似。所以这些水禽类的肉比畜类的肉更加有益于健康。

维生素

缺乏维生素确实会增加心血管疾病发生的风险，所以我们每天要摄入足够的各种维生素。这些维生素首选从食物中摄入，这样既能预防心血管疾病，又保证不会有过多的担忧。但如果因为种种原因不能从食物中摄入足够的量，则可以在医生的指导下进行药物补充。

目前也有很多研究显示，补充维生素，特别是维生素E、维生素C、维生素A等具有抗氧化功能的维生素，能预防包括冠心病、白内障、糖尿病和癌症在内的多种疾病。但这些研究目前尚存在争议，所以一般情况下我们不建议过大剂量的维生素补充。如需补充，应在医生指导下选择合适的剂量。

维生素何来如此效果？主要与其改善血液循环、保持血管正常弹性、抗氧化和清除自由基等多种生理作用有关。其中，B族维生素可清除体内危害心脏的有害物高半胱氨酸。

食物中的天然维生素比药片更具有天然活性，人体吸收与利用率高，即使过量也不容易发生毒性反应。

富含维生素的食物: 胡萝卜、动物肝脏、蛋黄富含维生素A；鲜枣、柑橘、西红柿、猕猴桃富含维生素C；绿叶蔬菜富含叶酸，即维生素B_9；谷物、豆类富含维生素B_6；蘑菇、肉类富含维生素B_{12}。

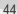

维生素 E

维生素E广泛存在于多种食物中，含脂肪丰富的植物性食物如各种坚果及初榨植物油。此外，肉、蛋、奶及蔬菜和粗粮中也都含有较多的维生素E。

动脉粥样硬化发生、发展的一个重要原因是血液中的脂质被氧化。阻断氧化过程可以减轻过氧化脂质在血管壁的沉积。体内和体外试验表明，维生素E、维生素C、β-胡萝卜素有抗氧化和清除自由基的作用，因而理论上推测有预防动脉粥样硬化的作用。

烟酸

烟酸既是一种维生素，也可以作为降脂药。烟酸也称作维生素B_3，属于B族维生素，是一种水溶性维生素。大剂量摄入时具有降低甘油三酯、胆固醇和低密度脂蛋白胆固醇以及升高高密度脂蛋白胆固醇的作用。所以临床上用大剂量的烟酸来降低血脂。需要注意的是，食物中天然所含的烟酸远远达不到治疗剂量，所以食物不具备降脂的疗效。但长期选择富含烟酸的食物对健康是有益处的。

大量摄入烟酸制剂的不良反应是颜面潮红，还可能会有一定的肝脏损害、高尿酸血症、高血糖、黑棘皮症和消化道不适等。有慢性活动性肝病、活动性消化性溃疡和严重痛风者禁用大剂量烟酸。由于目前各种他汀类药物的广泛使用，欧美多国已将烟酸类药物淡出调脂药物市场。

富含烟酸的食物: 猪肝、羊肉、花生、瘦肉、草鱼、无花果、全麦制品等。

目前在补充大剂量维生素E（也包括其他维生素）对健康的影响上存在较大争议。建议大家在使用药物补充维生素时注意以下两点：

1.大剂量的使用维生素补充剂时一定要慎重。

2.较大剂量使用时一定要在医生的指导下进行。

类黄酮

这是一类植物色素的总称，保护心脏效果特别好。威斯康星大学医学教授约翰·福尔茨博士认为，这种物质一是作为抗氧化剂，阻止氧气与低密度脂蛋白结合（如果两者结合，则会附着在血管壁上，妨碍血液流动）；二是以血小板抑制剂的身份，降低血小板黏性。长期吃富含类黄酮的食品，会减少患冠心病的风险。茶叶、苹果、洋葱、葡萄、大豆等含有比较丰富的类黄酮。

20多年以前，一项针对心血管疾病的流行病学调查发现，尽管很多法国人的膳食中含较高脂肪，但他们心血管疾病发病率普遍较低。针对这个结果，研究者们提出了不同的假设，其中最流行的观点是"法国人有饮用红酒的习惯，这是他们心血管疾病发病率较低的原因"。

红酒中确实含有一些具有抗氧化作用的成分，如类黄酮、白藜芦醇等，经常食用含这些成分的食物对健康是有益的。但尽管如此，红酒的摄入量绝不是多多益善。过量的酒精对人体的不利影响不可忽视，所以并不提倡靠喝酒来预防心脏病。美国心脏病学会和美国心肺血液研究所都从未推荐过人们通过每天饮酒来预防心脏病。权威医学杂志《柳叶刀》上的一项涵盖了195个国家的2800万饮酒者的研究指出，酒精摄入根本不存在"安全剂量"，任何剂量的酒精对健康都是有害的。

钙

800毫克

正常成年人每日摄入钙量。

800~1000毫克

中老年人每日摄入钙量。

1000毫克

怀孕期、哺乳期及绝经的女性每日摄入钙量。

在过去相当长的时间内，医学家都认为，高血压与过量摄入盐有关。但近年来研究发现，人体内钙的摄入量不足，比过量摄入盐更易导致高血压。分析结果表明，饮食中缺钙、钾和维生素A、维生素C，特别是缺钙，是引起高血压的重要原因。一个人从饮食中摄入钙的量长期不足，就会导致体内缺钙而引发高血压。这种缺钙现象，是由于人体对钙的吸收能力会随着年龄增长逐步降低，所以缺钙也会随着人的年龄增长日益严重，以致老年人患高血压的概率要比中年人多。

那么，一个成年人每天应摄入多少钙才是合适的呢？中国营养学会所推荐的标准是800毫克；怀孕期、哺乳期及绝经的女性对钙的需求量要多一些，为1 000毫克；中老年人每天推荐摄入量为800~1 000毫克（一袋奶可提供250毫克左右的钙，100克豆腐可提供130毫克左右的钙）。这些人体所需的钙，以饮食的方式摄入更适合，即每天多吃些含钙丰富的食物。

富含钙的食物: 牛奶、奶粉、酸奶、大豆及大豆制品、虾米、海带、紫菜、花生、黑木耳、黑芝麻、蘑菇、油菜、蟹、杏仁、各类动物肝脏等。其中以奶类、虾类、海带、黑芝麻、大豆制品中钙的含量最为丰富。

人体内每天每增加100毫克钙，可使收缩压降低2.5毫米汞柱，舒张压降低1.3毫米汞柱。

MILK MILK

钾

多吃含钾食物可预防脑卒中。美国和英国的科学家进行的一次医学研究表明，吃含钾元素丰富的食物，患脑卒中的可能性会降低。即使他们得了脑卒中，其死亡的可能性也较其他人小。

多种食物中含钾，特别是新鲜的水果和蔬菜含钾量较高。英美两国的研究人员对800多名年龄在50~79岁的人的钾摄取量及患脑卒中的概率进行了检测和研究，结果发现，每天多吃一些新鲜水果和蔬菜，患脑卒中的概率可减少约40%。钾摄取量少的男性，脑卒中后死亡的概率比钾摄取量多的男性高约2.5倍；钾摄取量较少的女性，脑卒中后死亡的概率比钾摄取量多的女性高约5倍。

镁

高血压患者宜常食富含镁的食物。研究发现，某些地区的高血压患病率增高与饮水有关，因为该地区软水中含镁极低。

现代医学研究表明，镁具有许多功能，它能激活体内300多种酶的活性，参与蛋白质合成，抑制神经兴奋、肌肉收缩及血小板聚集。此外，镁还会影响血管张力。当体内缺镁时，神经兴奋性增高、血小板聚集过多、血管张力增强，从而导致血压升高。

绿叶蔬菜、大豆及大豆制品、玉米、海带、紫菜、水果等含镁较为丰富，植物的种子、谷物的皮壳中含镁量也较高，在日常饮食中，可以适量选取这些食材。动物性脂肪会抑制人体对镁的吸收，甜食可增加人体对镁的排泄，故要少食动物性脂肪含量高的食物和甜食。

硒

有研究发现，硒通过抗氧化（与谷胱甘肽过氧化酶起协同作用）、拮抗有毒物质（与维生素E起协同作用）来保护心脏。同时，可保持心脏充足量的辅酶Q_{10}，又是能量代谢中的重要因子，可使心肌获得足够能量而正常工作。

芬兰、新西兰等国家土壤中含硒量低，心肌梗死死亡率相当高；生活在美国缺硒地区的心脏病发生率比富硒地区高3倍。这些均提示硒与心脏健康大有关系。

富含硒的食物:蘑菇、龙虾、猪腰、牡蛎、大蒜等。

铜

铜与心脏健康也密切相关。铜是人体胶原酶的重要成分，胶原酶又可通过促进心血管基质及胶原弹性硬蛋白合成，保持血管弹性。中国营养学会建议成年人每日铜的摄入量为0.8毫克。

富含铜的食物:
动物肝脏、动物血、玉米、豆类、芝麻、海蜇、乌贼、蛤蜊、蟹等。

探索适合自己的饮食结构

食物为人类活动提供能量和动力，没有食物人类无法生存。但吃得多和吃得好是两回事，平衡膳食、保证营养是探索适合自己饮食结构的第一步。

针对日常饮食中营养不均衡的现象，中国营养学会制订了符合中国国情的"中国居民平衡膳食宝塔（2016）"（以下简称"宝塔"），为中国人搭建了合理的膳食模式。有些食物量，比如豆类和奶类与我们日常摄入的量还有一些差距，我们可以把饮食宝塔作为一个参考，并朝着目标不断迈进。

中国居民平衡膳食宝塔共5层，越往下表明越是人体需要量较大的食物。需要注意的是，"宝塔"建议食物的摄入量是指食物未被烹饪或加工前的重量。

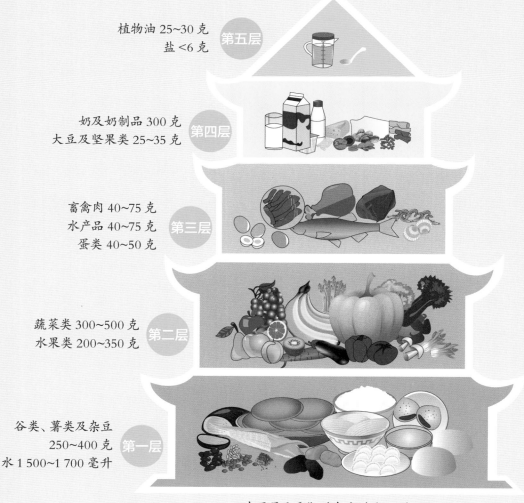

植物油 25~30 克
盐 <6 克
第五层

奶及奶制品 300 克
大豆及坚果类 25~35 克
第四层

畜禽肉 40~75 克
水产品 40~75 克
蛋类 40~50 克
第三层

蔬菜类 300~500 克
水果类 200~350 克
第二层

谷类、薯类及杂豆
250~400 克
水 1 500~1 700 毫升
第一层

中国居民平衡膳食宝塔（2016）

4%	7%	11%
每天多摄入1份蔬菜和水果，冠心病发病风险降低率。	每天多摄入1份水果，冠心病发病风险降低率。	每天多摄入1份蔬菜，冠心病发病风险降低率。

"宝塔"表现平均量，不同的人要视情况而定

"宝塔"是根据健康成年人制订的，在实际应用中可以根据不同的身高、体重、血压、血糖含量、劳动程度、地域差异来调整，不需要完全照搬"宝塔"。比如血糖高的人可以相应减少肉类、盐、油的摄入，多吃些富含膳食纤维的食物。牧区奶类资源丰富，可适当增加奶类的摄入量；山区多坚果，日常可以适当增加坚果类食物。因此，在应用"宝塔"时要因人而异。

"宝塔"的每一层都包含多种食物，而且同一层的食物营养成分大体上相近，可以相互替换。比如第四层一杯牛奶（250毫升）相当于25克豆腐中所含的蛋白质，第三层50克猪瘦肉相当于80克生鸡翅所含的蛋白质。

了解自己的体质，有意识地选择食物

关于日常饮食的最高智慧就是能够根据自己的身体特征来寻找科学的饮食结构，无论是中国居民平衡膳食宝塔，还是营养专家的建议，都只是指导性内容，是用以帮助人们有意识地形成科学饮食习惯，可以根据自身情况适当调整。

年纪大的人，代谢能力有所下降，有些食物年轻人吃着比较好消化，但老年人多吃就可能不适合。因此，中老年人和代谢能力不足的人，为了防治各种代谢疾病和心脑血管疾病，饮食中应减少鸡蛋和肉类食品的摄入量，以免加重代谢负担。

除此之外还可以通过自己身体的特质来选择食物。比如去心火可吃莲子（带莲心）汤，去肝火可吃猪肝，去胃火可以喝绿豆汤，去肺火可以吃梨，去肾火可以吃猪腰。可通过调整饮食结构来调理体质。

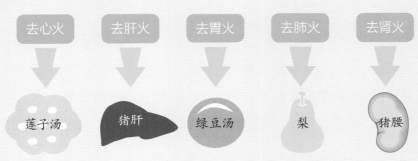

去心火 → 莲子汤　　去肝火 → 猪肝　　去胃火 → 绿豆汤　　去肺火 → 梨　　去肾火 → 猪腰

科学安排日常饮食

一日三餐要合理

俗话说"早上吃得好，中午吃得饱，晚上吃得少"，但现在生活节奏日益加快，早餐不吃或者马虎吃点，中午在外面随便对付一下，晚上反而是一天当中吃得最好、最多的一餐，这不仅会造成营养不均衡，也会给身体带来负担。

🌡 三餐要定时，一般两餐之间的间隔是5~6小时。间隔太长会有饥饿感，而间隔太短胃中的食物还没有排空，影响食欲。

🌡 三餐要定量，一般早、中、晚三餐的热量比例为3:4:3，而且要保证每餐摄入食物的质量，保证营养可供一天所需。

避免暴饮暴食

消化系统与日常饮食习惯密切相关，人们平时定时定量进食，消化系统已经形成特定的节奏，突然改变饮食习惯，会打乱肠胃对食物的消化吸收规律，可能会引起肠胃功能失调。

短时间内吃得太多，需要大量的消化液来消化食物，会增加胰腺的负担，导致十二指肠内压力增高，从而增加患急性胰腺炎或急性胆囊炎的危险。而且研究发现，暴饮暴食后患心脏病的风险要明显增加。

心血管疾病低油饮食的制作方法

1. 选用瘦肉。

2. 烹调方法的选择：

🌡 应多利用清蒸、水煮、清炖、凉拌等各种不必加油的烹调方法。

🌡 禁用油炸方式烹调食物。

🌡 用煎、炒方式制作时，以选用少量的植物油为宜。

🌡 利用刺激性较低的调味品（如糖、醋、香料、葱、蒜）或勾芡，改善低油烹调的不足并促进食欲。

3. 烤肉或烤鸡的汁及红烧肉的浓汤含大量脂肪，应禁食。

4. 食物选择要多类别并保持均衡。

5. 少量多餐，每日4~5餐。

6. 因长期采取低油饮食，所以要注意适量补充脂溶性维生素A、维生素D、维生素E和维生素K等。

这些有益血管的食物, 餐桌上要常有

大蒜、洋葱、韭菜、生姜等温性食物

大蒜、洋葱、韭菜有特殊的气味, 属于葱科植物, 它们和生姜都有促进血液循环的功效。

  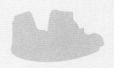

大蒜独特的气味来自于蒜素, 蒜素对治疗糖尿病和高血压有很好的辅助效果。如果不喜欢这个味道, 可以吃完以后喝杯牛奶。

洋葱可以帮助肠胃分泌消化液, 降低血液中的脂肪和胆固醇, 清理血管, 因此有预防动脉粥样硬化的作用。除此之外, 洋葱对降血糖、降血脂也有一定的食疗效果。

韭菜、生姜都属于温性食物, 具有促进血液循环、加强新陈代谢、暖肠胃的功效。因此对风寒感冒、咳嗽的人来说, 喝点姜汤或者在蜂蜜水中加点生姜都是不错的选择。

黄绿色蔬菜

黄绿色蔬菜富含类胡萝卜素, 有利于血管健康。饮食营养分析会将绿色、黄色、橙色、红色的蔬菜都归于黄绿色蔬菜, 常见的有空心菜、南瓜、西红柿、胡萝卜等。

空心菜中除了含有较多的类胡萝卜素外, 还含有丰富的膳食纤维, 而膳食纤维特别是可溶性膳食纤维, 具有降低血胆固醇的作用。可溶性膳食纤维具有黏着性, 可以抑制人体摄入的糖分在胃肠中扩散, 延长糖分吸收时间, 从而使血糖更加平稳。

西红柿含有丰富的番茄红素, 具有促进血液循环、保护皮肤和黏膜的作用, 而且还具有保护男性前列腺的功能。胡萝卜、南瓜都含有丰富的 β-胡萝卜素, β-胡萝卜素是维生素A的前驱体, 在肝脏和小肠中转化为视黄醇, 再转化为维生素A。

橄榄油、茶油、花生油、芝麻油

动物油中饱和脂肪酸和胆固醇含量较高, 不利于人体健康, 应该少吃。植物油种类繁多, 营养结构也不同, 可以换着吃。

橄榄油被誉为"地中海的液体黄金", 和茶油已被世界卫生组织（WHO）推荐为"对人体心血管健康有益的保健型营养油", 是所有油中含油酸（单不饱和脂肪酸）最高的一类（约为75%）。油酸能减少胆囊炎的发生, 可降低人体内低密度脂蛋白胆固醇（坏胆固醇）的含量和提高高密度脂蛋白胆固醇（好胆固醇）的含量, 而且橄榄油中的脂肪酸能够促进人体对铁、锌等微量元素的吸收。

富有"东方橄榄油"称号的茶油是从油茶的茶籽仁中提取出来的, 含有丰富的不饱和脂肪酸, 有利于降低血液中的胆固醇含量, 增强人体免疫力, 促进新陈代谢, 对预防和延缓衰老有一定作用。

花生油含有丰富的油酸、亚油酸、卵磷脂、维生素A、维生素D、维生素E等, 其中油酸含量约为53%, 亚油酸含量约为25%, 可以减少血小板聚集, 降低胆固醇含量。

芝麻油中含有较多的单不饱和脂肪酸和多不饱和脂肪酸, 有利于血管健康, 也是平时烹调时可以经常选用的健康油脂。

远离危害血管的食物

垃圾食品

汉堡、炸薯条、比萨等"快餐食品""速食食品"，热量高、维生素及矿物质含量低。这类食物含有较多的反式脂肪酸，随着反式脂肪酸的摄入量增加，糖尿病和冠心病的发病率也会上升。

盐

前面已经提到盐是调节血管硬度的阀门，盐的摄入量除了因人而异外，不同地域的人盐摄入量也不相同，比如南方地区的人相对吃得清淡，北方地区的人相对吃得咸。

盐是人体的必需品，也是制造消化液所必需的物质，吃得太淡反而对身体健康不利，但吃得太咸又会对血管健康造成伤害，促使血压升高，可能会诱发心脏疾病。

因此，日常饮食中正常人一般每人每日摄入量应控制在6克左右，患有心血管疾病的应控制在5克以下，更严重者应控制在2克左右。

动物性脂肪

脂肪大致分为植物性脂肪和动物性脂肪。动物性脂肪中多含饱和脂肪酸，而饱和脂肪酸是影响血脂的重要因素，会导致血清总胆固醇和低密度脂蛋白胆固醇水平的升高，导致前列腺素的生成和促进血小板的聚集（鱼油中含有的EPA和DHA对人体有益）。因此要少摄取动物性脂肪，减少饱和脂肪酸的摄入。

除此之外，胆固醇也属于动物性脂类物质，摄入过多会堆积在血管壁，引起动脉硬化。蛋黄、鱼子、鱿鱼、鳗鱼等都属于胆固醇含量高的食物，应尽量少吃。适当多吃一些富含膳食纤维的食物，有助于清除血管壁的胆固醇，比如芹菜、豆腐、大豆等。

心血管疾病患者每日盐的摄入量应控制在5克以下。

55

血糖生成指数高的食物

我们吃的所有食物几乎都含有糖，正常人会自动调节血液中的糖分，也就是血糖升高后，会自动降下来恢复正常，把糖分转化为热量，以供身体所需。但对于糖尿病患者来说，代谢食物中糖分的能力下降，当摄入含糖高的食物后，身体不能将这些糖及时代谢掉，就堆积在血液中导致高血糖。

我们都知道，含糖高的食物更容易引起餐后血糖升高。其实，不同的食物，即使含糖量相同，吃下去后引起血糖升高的能力也并不都一样。为此，专家们引出了"食物血糖生成指数"即"GI"的概念。简单来说，"GI"值高的食物更容易引起餐后血糖升高。所以血糖高的人们在选择食物时，应尽量选择"GI"值低的。

常见的低 GI 食物

类别	举例
谷类及制品	简单加工的谷类；玉米（玉米粉）、小麦粉面条、硬质黑米（黑米粉）、黑麦面包等
豆类及制品	绿豆（绿豆挂面）、蚕豆、豌豆、扁豆、红小豆等
乳类及制品	牛奶、全脂牛奶、脱脂牛奶、酸奶、奶粉、奶酪（酸奶酪）等
薯类及制品	土豆粉条（简单加工）、藕粉、魔芋丝、芋头等
水果	苹果、桃、李、樱桃、猕猴桃、柚子、梨、香蕉等

注：GI ≥ 70 为血糖生成指数高的食物；
　　55 < GI < 69 为血糖生成指数一般的食物；
　　GI ≤ 55 为血糖生成指数低的食物；
　　更多食物血糖生成指数（GI）参考本书附录（第180~182页）

专家订制 4 周清血管食谱

第 1 周清血管食谱

日期	早餐	午餐	晚餐
星期一	牛奶 全麦面包 芹菜拌香干	二米饭 （粳米＋小米） 清蒸鲈鱼 西蓝花拌黑木耳	鸡丝荞麦面 豌豆炒虾仁 香菇青菜
星期二	豆浆 花卷 金针莴笋丝	南瓜软饭 玉米排骨汤 白灼芥蓝	枣莲三宝粥 凉拌豆腐干 麻酱素什锦
星期三	橙汁 香煎茄饼 蛤蜊蒸蛋	阳春面 下饭蒜焖鸡 杏仁苦瓜	燕麦南瓜粥 青椒土豆丝 豆皮炒肉丝
星期四	牛奶 菜包 煮鸡蛋白	米饭 西红柿炖牛腩 紫菜汤	无糖酸奶 煮玉米 清炒藕片
星期五	三鲜馄饨 醋熘萝卜皮	米饭 爆炒猪肝 蒜蓉空心菜	韭菜鸡蛋饺 紫菜汤 苹果
星期六	荞麦香菇粥 花卷 苹果	红豆饭 黑椒鸡腿 凉拌黄瓜	杂粮饼 蔬菜沙拉 酱牛肉
星期日	牛奶 三文鱼三明治	米饭 白菜羊肉片 干贝汤	雪菜肉丝面 橙子

第2周清血管食谱

日期	早餐	午餐	晚餐
星期一	脱脂牛奶 玉米面窝窝头 凉拌金针菇	米饭 肉圆冬瓜汤 茭白青椒	杂粮馒头 清炒藕片 西红柿蛋汤
星期二	南瓜粥 萝卜粉丝包 水煮蛋	米饭 鸡肉炒花菜 素炒空心菜	米饭 海米烧豆腐 凉拌海带丝
星期三	豆浆 葱油饼	南瓜拌饭 芹菜炒豆干 黑椒鸡腿	鸡丝荞麦面 清炒圆白菜
星期四	无糖酸奶 香煎菜盒	米饭 蒜蓉粉丝蒸大虾 清炒茄丝	青菜鸡丝粥 花菜炒肉片
星期五	红豆薏米粥 紫薯包 猕猴桃	米饭 炒鳝丝 素炒西葫芦	素三鲜包 丝瓜鸡蛋汤
星期六	脱脂牛奶 全麦面包 凉拌豇豆	米饭 素炒菠菜 莲藕排骨汤	西红柿鸡蛋面 干煸圆白菜
星期日	绿豆汤 玉米面发糕 煮鸡蛋白	黑米红枣饭 茭白炒肉丝 洋葱炒鸡蛋	馒头 青椒炒山药 蔬菜汤

第3周清血管食谱

日期	早餐	午餐	晚餐
星期一	紫薯粥 黑米糕	米饭 红烧鲫鱼 清炒莴笋丝	二米饭 （粳米+小米） 西葫芦炒鸡丝 蒸茄条
星期二	豆浆 葱花饼 芒果	米饭 彩椒牛肉片 紫菜鸡蛋汤	牛肉粉丝汤 烧饼 芝麻拌菠菜
星期三	杂粮粥 煎茄子饼 凉拌黑木耳	米饭 松子玉米 秋葵拌鸡丁	杂粮馒头 豆芽炒肉丝 蜜桃沙拉
星期四	豆浆 蛋煎馒头 香蕉	米饭 香菇油菜 竹笋炒肉丝	米饭 煎三文鱼 蒜蓉西蓝花
星期五	豆腐脑 千层饼 凉拌苦瓜	小米蒸排骨 荷塘小炒	芹菜猪瘦肉水饺 凉拌黄瓜
星期六	脱脂酸奶 鳄梨三明治	黑豆饭 鱼香肝片 三鲜炒春笋	什锦饭 油菜炒肉片 芦笋口蘑汤
星期日	豆浆 土豆饼 葡萄	米饭 芒果牛柳 炒三脆 （西蓝花、胡萝卜、银耳）	胡萝卜糙米粥 茄汁花菜 三丝木耳 （猪瘦肉丝、黄甜椒丝、黑木耳丝）

第4周清血管食谱

日期	早餐	午餐	晚餐
星期一	粳米绿豆南瓜粥 蔬食蛋饼 圣女果	米饭 蒜香豆腐 香菇油菜	扬州炒饭 芥菜干贝汤 清炒芥蓝
星期二	山药豆浆粥 小白菜锅贴	米饭 土豆烧鸡块 黑木耳炒大白菜	家常鸡蛋饼 多福豆腐袋 冬瓜蛤蜊汤
星期三	脱脂牛奶 香煎豆渣饼 香蕉	米饭 蛤蜊蒸蛋 炒扁豆	杂粮馒头 藕蒸肉 素炒青菜
星期四	豆浆 芝麻饭团 蔬菜沙拉	什锦香菇饭 南瓜蒸肉 炒花菜	西红柿疙瘩汤 芹菜腰果炒牛柳
星期五	枣莲三宝粥 海米海带丝	米饭 松子玉米 黑木耳炒山药	白萝卜粥 双椒里脊丝
星期六	香菇肉丝粥 西葫芦饼	米饭 蒸龙利鱼柳 双味毛豆	杂粮饭 杏鲍菇炒西蓝花 三丁豆腐羹 （豆腐、西红柿、豌豆）
星期日	鸡汤馄饨 樱桃	米饭 百合炒牛肉 丝瓜炒金针菇	西红柿菠菜鸡蛋面 豌豆炒虾仁

专家订制 4 周降血压食谱

第 1 周降血压食谱

日期	早餐	午餐	晚餐
星期一	大白菜粥 素炒胡萝卜 香蕉	米饭 酱牛肉 素炒豇豆	素三鲜水饺 苹果
星期二	粳米粥 全麦面包 清炒冬笋	米饭 平菇炒肉丝 紫菜汤	花卷 山药炒肉片 大白菜炒粉丝
星期三	煎饼 拌豆芽 苹果	米饭 清蒸鲈鱼 西红柿炒鸡蛋	小米粥 素炒藕片 毛豆炒肉丝
星期四	牛奶 花卷 清炒西蓝花	米饭 红烧草鱼 青椒土豆丝	米饭 韭菜炒虾仁 南瓜紫菜鸡蛋汤
星期五	豆浆 花卷 煮鸡蛋白	米饭 清蒸大黄鱼 素炒苋菜	萝卜牛肉包 虾皮菠菜汤
星期六	牛奶 玉米面饼 猕猴桃	米饭 香菇炖鸡 炒茼蒿	米饭 素炒萝卜丝 酱牛肉
星期日	无糖酸奶 煎茄子饼 煮鸡蛋白	米饭 鱼香茄子 水煮虾	粗粮馒头 洋葱炒鸡肉 素炒圆白菜

第2周降血压食谱

日期	早餐	午餐	晚餐
星期一	豆浆 三鲜包子	米饭 胡萝卜炖羊肉 黄瓜蛋汤	烧饼 清蒸鲈鱼 大拌菜 （生菜、彩椒、紫甘蓝、西红柿、黄瓜）
星期二	南瓜粥 全麦面包 黄瓜	米饭 排骨汤 素炒青菜	猪肉蒸饺 紫菜汤 手撕包菜
星期三	无糖酸奶 豆沙包子	米饭 醋炝绿豆芽 土豆炖排骨	馒头 黑米粥 洋葱青椒炒鸡蛋
星期四	玉米糁粥 全麦面包 煮鸡蛋白	米饭 鱼头豆腐汤 凉拌海蜇皮黄瓜片	米饭 芹菜肉丝 清炒芦笋
星期五	杂粮粥 凉拌藕片 煮鸡蛋白	米饭 清炒河虾 素炒菠菜	牛肉面 苹果
星期六	葱花饼 凉拌花菜 猕猴桃	米饭 茭白炒鸡丁 平菇油菜汤	米饭 鸡腿菇炒肉片 蒜蓉空心菜
星期日	馄饨 煮鸡蛋白 桃子	米饭 黑椒鸡腿 清炒娃娃菜	玉米面窝窝头 酱牛肉 西红柿菠菜汤

第3周降血压食谱

日期	早餐	午餐	晚餐
星期一	燕麦粥 煮鸡蛋白 拌豆芽	米饭 清蒸鲫鱼 清炒苦瓜	麻酱拌面 茄汁鸡片 青菜汤
星期二	红豆粳米粥 素炒苋菜 芒果	米饭 洋葱爆牛肉 凉拌黑木耳黄瓜片	馒头 韭菜炒豆干 柚子
星期三	无糖酸奶 全麦面包 苹果	米饭 莴笋炒肉片 素烧豆腐大白菜	猪瘦肉大白菜包 红枣银耳莲子汤
星期四	绿豆粥 烧饼 猕猴桃	米饭 胡萝卜炖牛肉 素炒油麦菜	米饭 红烧鲫鱼 清炒茄丝
星期五	无糖酸奶 煮玉米 拌油菜	米饭 芹菜炒肉丝 胡萝卜炒鸡蛋	虾仁饺子 葡萄
星期六	豆浆 馒头 蚝油生菜	米饭 大白菜炖猪瘦肉 黑木耳炒山药	阳春面 百合芥蓝炒牛肉 白灼金针菇
星期日	牛奶 全麦面包 凉拌黄瓜	米饭 海带排骨汤 西红柿炒鸡蛋	米饭 香煎带鱼 金针莴笋丝

第 4 周降血压食谱

日期	早餐	午餐	晚餐
星期一	玉米糁粥 煮鸡蛋白 凉拌菠菜	米饭 香菇豆腐塔 鱼香茭白	绿豆薏米粥 荷塘小炒 香蕉
星期二	豆浆 素菜包子 煮鸡蛋白	米饭 虾仁西蓝花 五彩玉米羹	二米粥 （粳米＋小米） 玉米面窝窝头 蒜苗炒猪瘦肉
星期三	脱脂牛奶 鳄梨三明治	米饭 春笋炒肉片 芦笋口蘑汤	米饭 清蒸鳕鱼 青椒炒茄丝
星期四	玉米胡萝卜粥 西葫芦饼 火龙果	糙米饭 青椒炒肉丝 豆腐鱼头汤	南瓜调味饭 莴笋炒口蘑 三丝木耳 （猪瘦肉丝、黄甜椒丝、 黑木耳丝）
星期五	香菇肉包 拌包菜丝	米饭 莴笋炒鸡肉 清炒油菜	芝麻饼 老鸭萝卜汤 柚子
星期六	黑米红豆粥 凉拌金针菇 橘子	米饭 茄子烧肉 豆芽汤	馒头 彩椒牛肉粒 清炒苦瓜
星期日	豆浆 玉米面饼 清炒大白菜	米饭 平菇炒肉 红烧冬瓜	二米粥 （粳米＋小米） 凉拌海带丝 肉片炒芹菜

专家订制 4 周降血糖食谱

第 1 周降血糖食谱

日期	早餐	午餐	晚餐
星期一	豆浆 高粱面馒头 苹果	米饭 凉拌花菜 白萝卜焖羊肉	雪菜肉丝汤面 清炒豇豆 凉拌西红柿
星期二	玉米面窝窝头 素炒扁豆 煮鸡蛋白	米饭 蒜苗炒肉 炒萝卜丝	牛奶燕麦粥 白灼虾 素炒菠菜
星期三	薏米粥 三鲜包子	米饭 素炒茼蒿 清蒸鲈鱼	鸡丝面 蔬菜沙拉
星期四	玉米汁 紫薯馒头 素炒丝瓜	米饭 酱牛肉 素炒绿豆芽	芹菜猪瘦肉饺子 凉拌黄瓜
星期五	豆浆 紫菜饼 煮鸡蛋白	米饭 芹菜炒肉丝 西红柿炒鸡蛋	米饭 冬瓜虾皮汤 胡萝卜炖排骨
星期六	牛奶 全麦面包 橙子	玉米面窝窝头 鲫鱼豆腐汤 素炒茄子	米饭 大白菜炒肉丝
星期日	无糖酸奶 杂粮馒头 炒青菜	米饭 韭黄炒鳝丝 丝瓜金针菇	鸡汤馄饨 香煎豆渣饼 猕猴桃

第2周降血糖食谱

日期	早餐	午餐	晚餐
星期一	牛奶 豆腐包子 大豆拌芹菜	米饭 莴笋炒鸡肉 素炒西葫芦	荞麦面条 胡萝卜黄瓜炒肉丁
星期二	牛奶 全麦面包 茶叶蛋	米饭 红烧鸭肉 清炒苦瓜	金银卷 肉末炒豇豆 虾皮紫菜汤
星期三	牛奶燕麦粥 凉拌黄瓜	二米饭 （粳米＋小米） 清炒苦瓜 炖排骨	大白菜猪瘦肉水饺 拌青菜
星期四	无糖酸奶 韭菜饼 橙子	米饭 清炒圆白菜 酱鸭肉	玉米面窝窝头 芹菜炒豆干
星期五	豆浆 杂粮馒头 素炒青菜	糙米饭 烧鸡块 蒜蓉空心菜	鸡丝手擀面 大拌菜 （生菜、彩椒、紫甘蓝、 西红柿、黄瓜）
星期六	二米粥 （粳米＋小米） 烧饼 拌菠菜	米饭 多福豆腐袋 芥菜干贝汤	荞麦面条 笋片炒猪瘦肉
星期日	南瓜粥 全麦面包 苹果	米饭 豆腐鱼头汤 口水杏鲍菇	紫米发糕 双椒里脊丝

第 3 周降血糖食谱

日期	早餐	午餐	晚餐
星期一	豆浆 土豆饼 煮鸡蛋白	二米饭 （粳米＋小米） 红烧黄鳝 素炒莴笋丝	烧饼 牛肉菠菜汤
星期二	脱脂牛奶 全麦面包 黄瓜	米饭 素炒西蓝花 扁豆炒猪瘦肉	紫菜鸡蛋面饼 海米炒芹菜
星期三	无糖酸奶 紫薯馒头 橘子	米饭 花菜炒鸡肉 丝瓜蛋汤	双面发糕 平菇炒肉丝 拌莴笋片
星期四	牛奶燕麦粥 素炒豇豆	米饭 蒜薹炒肉丝 平菇青菜汤	馒头 海带炖排骨 芝麻拌菠菜
星期五	豆浆 芝麻烧饼 煮鸡蛋白	米饭 香菇炖鸡 素炒绿豆芽	阳春面 茄汁花菜 酱牛肉
星期六	豆浆 杂粮馒头 茶叶蛋	米饭 大白菜烧鸡翅 丝瓜鸡蛋汤	米饭 黄瓜炒虾仁 素炒油麦菜
星期日	糙米粥 凉拌花生黄瓜丁 煮鸡蛋白	米饭 香菇炒芥蓝 卤鸡腿	二米饭 （粳米＋小米） 红烧鲫鱼 清炒苦瓜

第 4 周降血糖食谱

日期	早餐	午餐	晚餐
星期一	豆浆 黑米面馒头 凉拌菠菜	米饭 茴香炒鸡蛋 肉末豆腐小白菜	牛肉面 大拌菜 （生菜、彩椒、紫甘蓝、 西红柿、黄瓜）
星期二	无糖酸奶 全麦面包	米饭 韭菜炒虾仁 香菇豆腐泡	米饭 红烧大黄鱼 蒜蓉芥蓝
星期三	苋菜糙米粥 茶叶蛋	米饭 青椒炒茄丝 红烧鸡块	二米饭 （粳米＋小米） 豆角炒肉丝 冬瓜汤
星期四	花卷 凉拌芹菜豆干	米饭 海米白菜汤 鱼香肝片	二米饭 （粳米＋小米） 炒苋菜 红烧黄鳝
星期五	薏米玉米糙粥 水煮鹌鹑蛋 拍黄瓜	米饭 清蒸鲈鱼 蚝油生菜	荞麦面条 素炒豇豆
星期六	豆浆 花卷 彩椒拌花生仁	金银卷 豌豆炒虾仁 凉拌菠菜	米饭 猪瘦肉炒花菜
星期日	脱脂牛奶 杂粮面包 桃子	米饭 蒜苗炒猪瘦肉 凉拌西红柿	红豆米饭 竹笋炒鸡肉 蒜蓉生菜

专家订制 4 周降血脂食谱

第 1 周降血脂食谱

日期	早餐	午餐	晚餐
星期一	脱脂牛奶 全麦面包 煮鸡蛋白	米饭 虾皮烧豆腐 黑木耳熘鸡肉	芝麻饼 素炒空心菜 口蘑炒西红柿
星期二	小米粥 凉拌金针菇	米饭 韭菜炒绿豆芽 白灼虾	二面窝头 （白面＋玉米面） 排骨莲藕汤 素炒菠菜
星期三	豆浆 素菜包子	米饭 西蓝花炒肉丁 紫菜汤	青菜荞麦面 红烧鸡腿
星期四	无糖酸奶 全麦面包	米饭 海米烧豆腐 扁豆炒肉片	米饭 清蒸鲈鱼 素炒胡萝卜
星期五	小米粥 煮鸡蛋白 橙子	米饭 凉拌海带丝 鸡肉炒花菜	米饭 洋葱炒猪肉丝
星期六	豆浆 花卷 凉拌西红柿	米饭 清炒大白菜 香菇炒肉片	米饭 黑木耳拌芹菜 平菇鸡蛋汤
星期日	豆浆 茶叶蛋 烧饼	米饭 山药炒猪瘦肉 青菜汤	西红柿鸡蛋面

第 2 周降血脂食谱

日期	早餐	午餐	晚餐
星期一	豆浆 芝麻饼 清炒洋葱	荞麦面馒头 鸡肉炒莴笋	二米饭 （粳米+小米） 胡萝卜黄瓜炒肉丁
星期二	低脂牛奶 全麦面包 煮鸡蛋白	米饭 素炒莴笋 红烧鸭肉	玉米面窝窝头 肉末炒豇豆
星期三	杂粮粥 低脂酸奶 凉拌莴笋丝	二米饭 （粳米+小米） 炖排骨 清炒苦瓜	大白菜猪瘦肉水饺
星期四	低脂酸奶 韭菜饼	米饭 清炒圆白菜 清蒸鱼	杂粮馒头 紫菜青菜虾皮汤 酱牛肉
星期五	豆浆 素菜包子 青椒土豆丝	糙米饭 炒青菜 土豆烧鸡块	三鲜炒饭 西红柿鸡蛋汤
星期六	低脂牛奶 台式鸡蛋饼 凉拌菠菜	米饭 卤鸭腿 蒜蓉娃娃菜	麻酱鸡丝面 荷塘小炒
星期日	低脂酸奶 全麦面包 苹果	米饭 口蘑炒肉片 炝萝卜皮	山药粥 牛肉蒸饺 大拌菜 （生菜、彩椒、紫甘蓝、西红柿、黄瓜）

第 3 周降血脂食谱

日期	早餐	午餐	晚餐
星期一	豆浆 煎茄子饼 煮鸡蛋白	二米饭 （粳米+小米） 莴笋炒肉片 玉米排骨汤	青菜虾仁面
星期二	脱脂牛奶 全麦面包 拍黄瓜	米饭 素炒西蓝花 扁豆炒猪瘦肉	米饭 茄汁花菜 卤鸡腿
星期三	豆浆 青菜包 煮鸡蛋白	米饭 香菇炒鸡肉 丝瓜汤	杂粮馒头 肉片炒平菇 清炒大白菜
星期四	南瓜粥 凉拌豇豆 橙子	米饭 干烧黄鱼 拌黄瓜	山药粥 杂粮馒头 家常豆腐
星期五	豆浆 杂粮煎饼 大豆拌芹菜	米饭 素炒绿豆芽 黑木耳炒山药	荞麦面条 西红柿炒茄子 香菇炒青菜
星期六	豆浆 香煎米饼 苹果	米饭 鸡翅烧土豆 青菜汤	米饭 胡萝卜炒虾仁 香菇炒青菜
星期日	小米粥 茶叶蛋 拍黄瓜	米饭 香菇炒芥蓝 菠菜肉片汤	米饭 红烧鲫鱼 素炒生菜

第 4 周降血脂食谱

日期	早餐	午餐	晚餐
星期一	豆浆 玉米面发糕 煮鸡蛋白	米饭 茄子烧肉 凉拌藕片	二米饭 （粳米+小米） 肉末豆腐青菜
星期二	无糖酸奶 豆沙包子 草莓	米饭 宫保素三丁 （土豆、黄瓜、甜椒） 茄汁大虾	雪菜肉丝面
星期三	苋菜粳米粥 茶叶蛋	米饭 青椒炒茄丝 红烧鸡块	二米饭 （粳米+小米） 西蓝花炒虾仁
星期四	豆浆 花卷 水煮鹌鹑蛋	米饭 香煎带鱼 素炒空心菜	米饭 炒苋菜 红烧黄鳝
星期五	薏米粳米粥 水煮蛋 凉拌黄瓜	玉米面窝窝头 清蒸鲈鱼 蒜蓉生菜	杂粮粥 肉末豇豆
星期六	三鲜馄饨 苹果	米饭 芹菜牛肉丝 丝瓜金针菇	莲枣三宝粥 煎茄子饼
星期日	低脂牛奶 银鱼鸡蛋饼	米饭 香煎三文鱼 芥蓝腰果炒香菇	南瓜粥 荷塘小炒 黑椒鸡腿

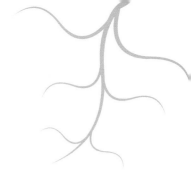

第四章

不花一分钱，
"动"出健康血管

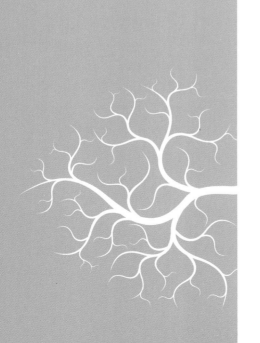

血管垃圾"走"出去

吃得多、动得少是现代人的"通病",因为出门有汽车、上楼有电梯。特别是上班族,久坐不动,应酬多,缺乏运动,生活、工作压力大。久而久之身体的负担越来越重,各种生活类疾病随之产生。

为了能够让自己有健康的体魄去面对生活,每天需坚持运动30分钟,正常的人可以根据自己的喜好来选择运动项目,制订自己的运动时间,但是患有"三高"或者其他疾病的人就要在医生的指导下做运动,可以打太极拳、做拍手操、散步等。

散步或者做其他运动时,要选择舒适的衣服和鞋子,时间也不宜过长,坚持下来你会看到意想不到的效果。但是并不是所有人都适合运动,在运动前,看看自己是否有以下症状。

这些人不适合做运动

🌡 病情控制不佳,血糖很高或者血糖波动很大的患者。

🌡 有急性并发症的患者。

🌡 脑震荡患者。

🌡 有严重慢性并发症患者,如心、肾功能衰竭,重度高血压,严重视网膜病变,自主神经功能紊乱等。

这些人不适合剧烈运动

🌡 有心脏病或者有呼吸系统疾病的患者。

🌡 贫血患者,在贫血状态下做剧烈运动会造成休克。

🌡 骨骼硬化患者。

🌡 脾脏不好者。脾脏是人体贮血的重要器官,脾脏受损或病变会影响人体的循环系统,剧烈运动有可能会导致功能细胞的死亡。

🌡 发烧患者。发热时体内的免疫系统和外来物作斗争,如果做大量运动,消耗大量能量,不利于身体的健康。

首选有氧运动

生命在于运动，而运动首选有氧运动，如散步、慢跑、游泳、骑自行车、打太极拳、跳舞等。但是患有"三高"或者患有其他病症的人群并不适合过多或者激烈的运动，因此散步、打太极拳等是很受这类人群欢迎的有氧运动。散步看似简单，但作用却不小，不但能降低低密度脂蛋白胆固醇（坏胆固醇），还能增加高密度脂蛋白胆固醇（好胆固醇），多方位清除血管垃圾。

> 研究表明，运动（包括散步）可以增加脂肪分解酶的活性。运动后脂肪酶的活性会持续活跃数小时。而活跃的酶有助于清理血液中的脂类物质，从而减少其在血管壁上的沉积。

散步对血管的好处

1 **清除血液中的有害物：**能明显降低血脂含量（胆固醇、甘油三酯等）、改变血脂质量，有效防治冠心病、高血压、动脉粥样硬化等。

心脏：改善和提高心脏结构和功能，增强心脏舒缩功能，增加心脏容量。 **2**

3 **血管：**增强血管壁的弹性，预防或缓解高血压等疾病症状。

血液：增强血液循环，保持血液清洁。 **4**

5 **毛细血管：**促使身体中大量的贮备毛细血管开放，加快血液与组织液的交换，加快新陈代谢。

冠状动脉：反射性地引起冠状动脉扩张，促进心肌的毛细血管数量增加，降低心脏病的发生率。 **6**

你会散步吗

我们好像每天都在行走,但动作真的是正确的吗? 散步不是走走路那么简单,需要掌握几个要领。

行走要领: 保持节奏

抬头挺胸,收小腹,目视前方,两手前后自然摆动,比平时走路步子大一些、节奏快一些,行进中膝关节要始终保持向前和放松状态,小幅度自然弯曲和伸直,以配合踝关节和小腿发力,有节奏地走动。

行走时,脚后跟先着地,接着重心向前移至脚掌和脚尖,脚掌向后蹬,以发挥小腿肌肉的收缩和扩张作用,促进下肢血液回流至心脏,加快全身血液循环。

穿戴要领: 舒适最为重要

散步时最好穿宽松、舒适、合身的衣服。由于散步会出汗,因此春夏秋季宜轻装上阵,冬天虽然会比较冷,也要脱去一件上衣和一件下衣,以免出太多汗影响身体健康,当然,运动完可以再把衣服穿上。

中老年人膝盖容易受寒,必要时戴上护膝,冬天出门散步时要选择保暖、弹性好的鞋子。除此之外,老年人和心脑血管疾病患者还要戴上帽子和围巾,注意头部和颈部的保暖,防止因为寒风的刺激引发心脑血管痉挛,造成严重的后果。

天气不好时可以在室内利用跑步机做散步运动，天气好的时候最好还是到室外运动，选择空气清新、道路平整、绿色植物比较多的地方散步；冬天因为天气比较冷，可以选择有阳光、能避风的地方散步。

如果你住在城市，最好不要到车流量、人流量较多的地方散步，一方面不安全，另一方面汽车排出的尾气中含有大量的一氧化碳，对身体健康很不利，可在居住的小区或者公园散步。如果遇到雾霾天最好减少室外运动。散步的路线不是一成不变的，要根据具体的居住环境来选择，以提高散步的质量。

散步前准备：热身运动不可少

热身运动是身体在散步前的缓冲，特别是老年人、腿脚不好的人和心脑血管疾病患者更要做热身运动。在散步的前几分钟，用稍慢的速度行走，待身体关节、肌肉活动开后再适当地加快步速。

同样的道理，散完步后也不要立即休息，要以较慢的速度再步行5~10分钟，让心率逐渐减慢，使散步时流进四肢的血液再慢慢流回心脏，避免肢体的血液过多造成心脏和大脑的供血不足。

徒手健身操，舒缓僵硬的血管

相信你也有类似的体验：长时间保持一个姿势，导致头脑发沉或肩膀发酸、发硬时，会习惯性地转动脖子，或十指交叉将头向前或向上拉伸。这使人体中停滞的血液开始流动，在短短的时间内，僵硬的血管得到了舒缓，眼睛和大脑会变得清晰，可以重新集中精神，这就是徒手健身操的效果。

站立压腹

动作1：弓步，双手抱于脖子后面，身体微微向后仰。

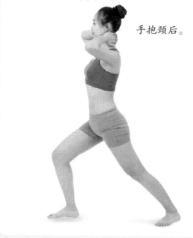

手抱颈后。

动作2：上身前压，呼气。

动作3：恢复到动作1。

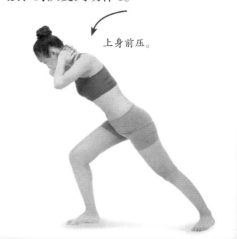

上身前压。

团身起坐

动作1：平躺，双手放在身体两侧，双腿抬起与地面垂直。

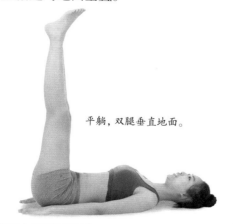

平躺，双腿垂直地面。

动作2：身体抱团坐起，双手抱住小腿，让头部和腿部尽量收紧。

动作3：恢复到动作1。

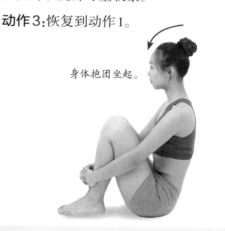

身体抱团坐起。

仰卧抬腿

动作1:平躺,双手放在身体两侧,腿部放平,下腹收紧。

动作2:将双腿抬起与地面垂直。

动作3:恢复到动作1。

抬腿垂直于地面。

平躺,身体放平。

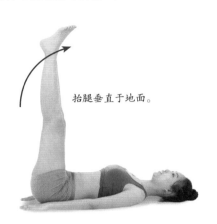
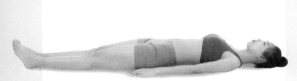

坐姿收腹

动作1:坐在椅子上,上身挺直,双腿前伸与地面平行。

动作2:腿部弯曲抬起,下腹收紧。

动作3:双腿充分打开,恢复到动作1。

腿部弯曲抬起。

正坐,腿前伸。

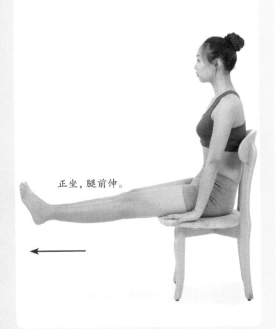
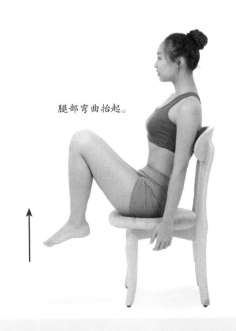

侧卧收腹

动作1：侧卧放松，一手扶住头侧部。

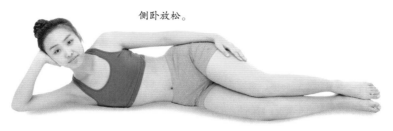

侧卧放松。

动作2：腿部弯曲，上身向上抬。

动作3：恢复到动作1。

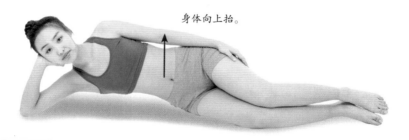

身体向上抬。

两头抬起

动作1：仰卧，双手放在身体两侧，身体自然放松。

动作2：四肢向上抬起，与地面垂直。

动作3：恢复到动作1。

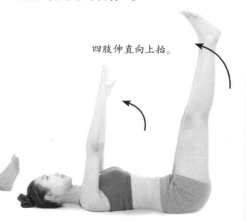

四肢伸直向上抬。

仰卧放松。

简单的拍手可以促进血液循环

手上有很多重要的穴位, 尤其是心经和心包经的经络末端都集中在手部, 拍手可以振荡脉气, 促进全身的经络循环, 而且能将人体内的阴寒浊气从手指尖排出。

手掌上还有人体反射区, 连接着四肢、头、腹部、生殖器官等人体所有的脏腑和器官, 所以每次拍手就相当于激活了全身。

拍手是最简单的保健法, 经常活动手, 可以促进大脑的血液循环, 提高智力。拍手, 或双手摩擦, 或握紧拳头再伸开, 或反复做甩手的动作, 或伸直手指、手指尖聚齐、指尖用力, 这些动作都可以促进手部的血液循环, 同时能够帮助毛细血管和静脉回流。

拍手操

1.将双手十指张开, 手掌对手掌, 用较大的力反复拍手, 使之可以听见较大的响声。

2.用右手掌的左侧拍击左手掌的右侧, 用右手掌的右侧拍击左手掌的左侧。

3.用左手掌的上部拍击右手掌的下部, 用左手掌的下部拍击右手掌的上部。

4.用左手掌拍击右手背, 用右手掌拍击左手背。

5.左右手的手背互拍。

6.左右手虎口互拍。

经常做拍手操, 能改善冠心病、心悸、心律不齐等症状, 对具有手脚冰凉、眼花健忘、精神抑郁等症状的人也有效果。

拍手操的注意事项

1.做拍手操要用力拍才有效, 有些痛感效果即停止。

2.在室外做拍手操, 尽量到人少的地方, 以防拍手的响声影响到他人。

3.体弱或腿脚乏力的老年人可以边走或边踏步边做拍手操, 这样有助于锻炼双腿。

每周练几小时太极拳，血管不会堵

　　只有散步一种运动方式未免有些单调，除散步外也可以尝试一下其他的有氧运动，比如打太极拳。太极拳是我国传统的健身拳法，动静结合、刚柔并济，使人宁心静气。一套拳打下来，运动强度适中，对预防疾病、养生保健都有不错的效果，尤其适合各种慢性病患者。

　　我们时常会在小区里看到大爷大妈们打太极拳，其实不论男女、年轻人还是老年人，长期坚持打太极拳可以预防多种慢性疾病，对心脑血管病、高血压、糖尿病、神经衰弱、失眠等疾病有很好的预防和治疗作用。但打太极拳时要注意以下几点：

01 跟着专业人员学习规范的动作要领。打太极拳容易，但想打好却不简单。一般人判断不了太极拳打得好与坏，因此可以找专业的老师或者高手来指导，掌握要领，从而达到更好的保健效果。

02 衣服要舒适。穿吸汗、透气的衣裤，平底柔软的布鞋，打拳时会更得心应手。

03 建议上、下午各做一次。找个安静、空气清新的地方，放松自己，调整好呼吸，让身心静下来。

05 "一口不能吃成胖子"，持之以恒很重要。打太极拳不像吃药见效那么快，它是运动量较小的有氧运动，它的效果需要日积月累才看得见，因此坚持很重要。

04 要根据自己的体力和病情来确定动作幅度的大小和运动时间的长短，不必强求自己一定要打完一套或者刻意长时间练习。

强心、疏通血管的太极拳疗法

根据自己的身体状况习练简化二十四式太极拳，体质较强的一次可以习练整套动作1~2遍，体质比较弱的量力而行，不要过度劳累。

1.单练第2式:左右野马分鬃，反复练习10分钟（根据个人体质，量力而行）。

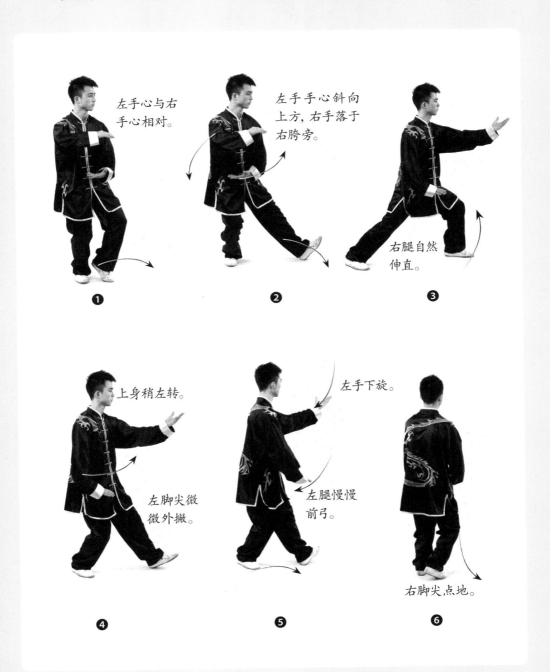

左手心与右手心相对。

❶

左手手心斜向上方，右手落于右胯旁。

❷

右腿自然伸直。

❸

上身稍左转。

左脚尖微微外撇。

❹

左手下旋。

左腿慢慢前弓。

❺

右脚尖点地。

❻

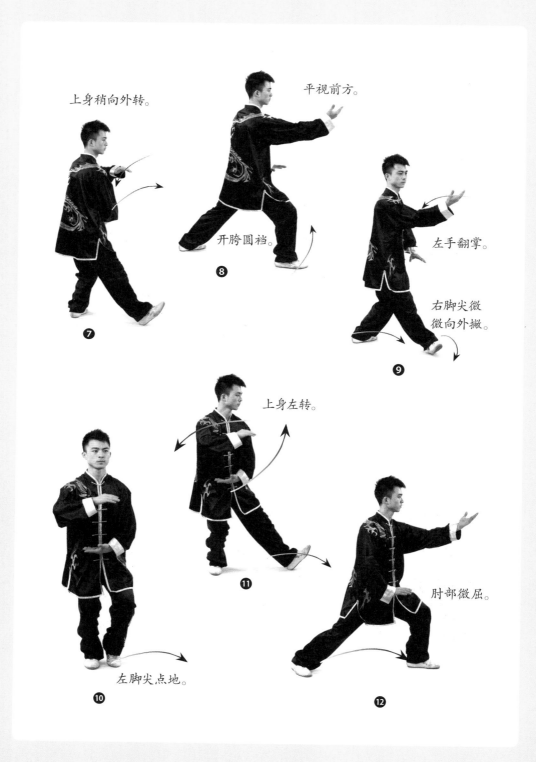

上身稍向外转。

平视前方。

开胯圆裆。

⑧

左手翻掌。

右脚尖微
微向外撇。

⑨

⑦

上身左转。

左脚尖点地。

⑩

⑪

肘部微屈。

⑫

2. 单练第3式:白鹤亮翅,反复练习10分钟(根据个人体质,量力而行)。

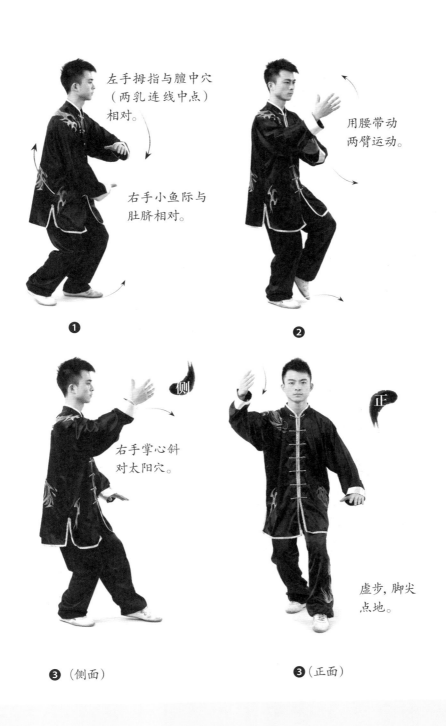

左手拇指与膻中穴
(两乳连线中点)
相对。

右手小鱼际与
肚脐相对。

用腰带动
两臂运动。

❶

❷

侧

右手掌心斜
对太阳穴。

正

虚步,脚尖
点地。

❸(侧面)

❸(正面)

3.单练第7式:左揽雀尾,反复练习10分钟(根据个人体质,量力而行)。

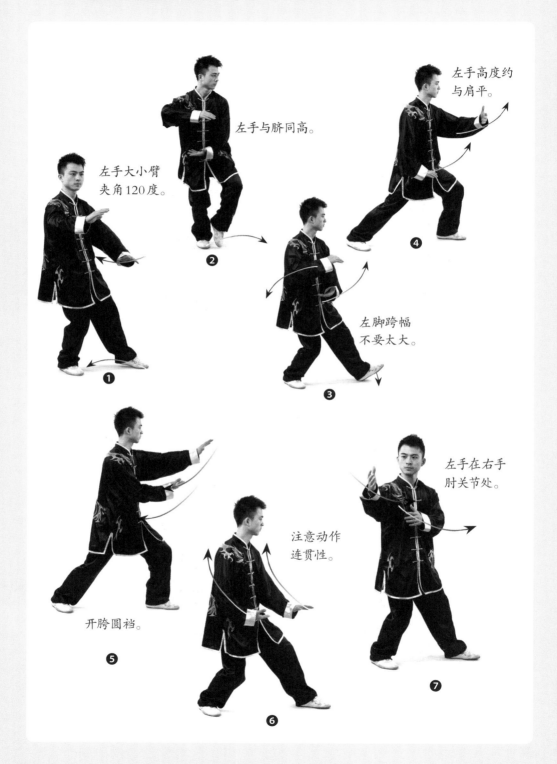

左手大小臂
夹角120度。

左手与脐同高。

左手高度约
与肩平。

左脚跨幅
不要太大。

开胯圆裆。

注意动作
连贯性。

左手在右手
肘关节处。

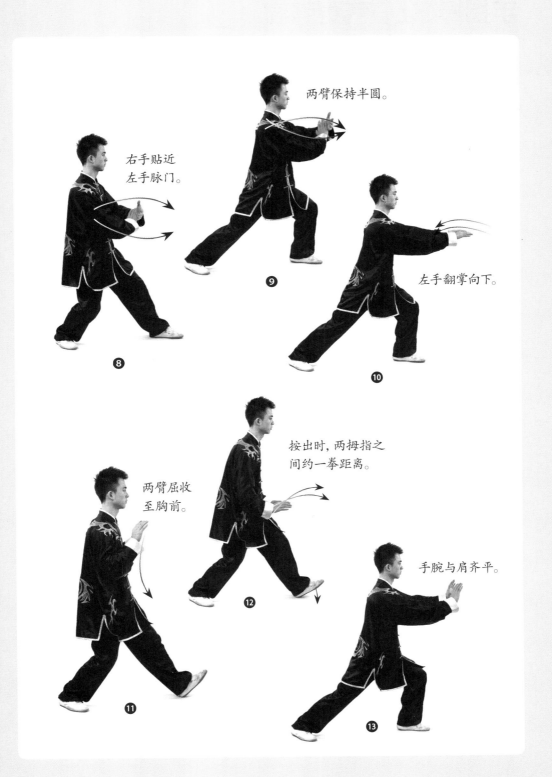

右手贴近
左手脉门。

两臂保持半圆。

8

9

左手翻掌向下。

10

两臂屈收
至胸前。

按出时，两拇指之
间约一拳距离。

11

12

手腕与肩齐平。

13

手指操，让心气更强健

中医经络学说认为，全身共有12条正经，其中6条是从手指通向全身的，对全身气血的流通运行有着重要影响。我们经常说"十指连心"，是指每一根手指都有经络连接到大脑和心脏。因此，经常活动手指，不仅可以提高睡眠质量，也有助于锻炼大脑和心脏。在正常的生理情况下，人的心气强健，气血运行通畅，也会降低心脑血管病的发病率。

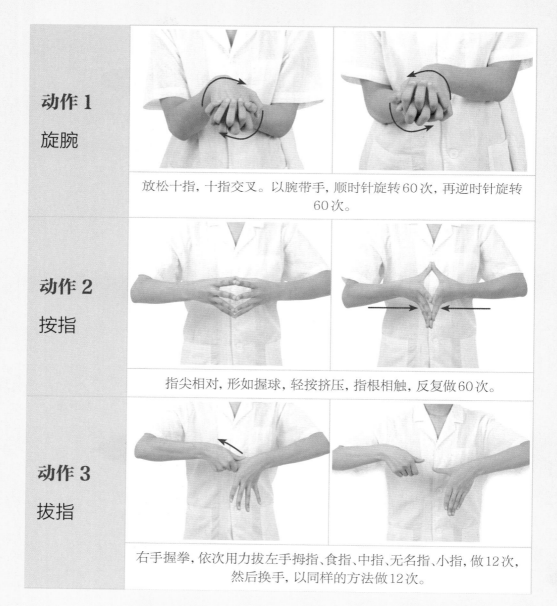

动作 1 旋腕

放松十指，十指交叉。以腕带手，顺时针旋转60次，再逆时针旋转60次。

动作 2 按指

指尖相对，形如握球，轻按挤压，指根相触，反复做60次。

动作 3 拔指

右手握拳，依次用力拔左手拇指、食指、中指、无名指、小指，做12次，然后换手，以同样的方法做12次。

动作 4 拔宣经脉	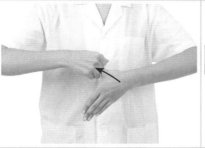	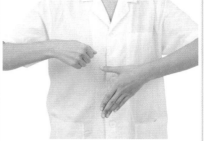
	右手推拿中指、无名指两指，依次夹住左手拇指、食指、中指、无名指、小指，用力往外拔，做12次，然后换手，以同样的方法做12次。	
动作 5 轮旋 拇指	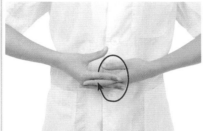	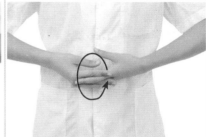
	双手微展，十指互叉，双手拇指相互追随绕圈，先顺时针转60次，再逆时针转60次。	
动作 6 轮握四指	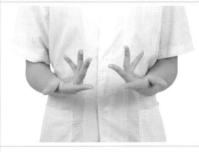	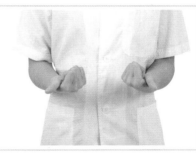
	双手微展，先收拢小指，再收拢无名指、中指、食指、拇指，呈扇形收拢。反复做60次，左右手同时做。	
动作 7 放松	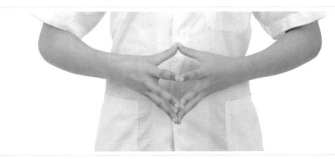	
	双手微展，十指放松相对，形如握球，双掌轻压，反复做60次。	

活动脚腕和小腿，让血液更容易回到心脏

我们腿部的毛细血管会遇到很大的阻力，因为腿部的静脉血管是向重力的反方向流动的，而只有静脉的血液循环畅通了，毛细血管的血液循环才能畅通。活动脚腕和小腿，收放小腿部肌肉，可以促进血液循环。

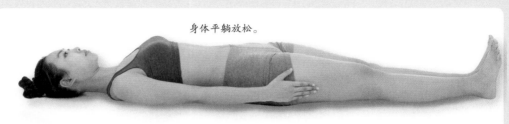

身体平躺放松。

1.平躺在瑜伽垫或者床上，摆立正姿势。

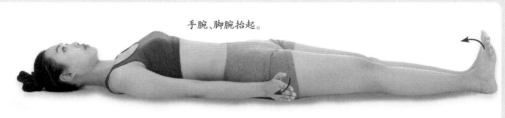

手腕、脚腕抬起。

2.伸直手指，手腕向手背方向抬起，同时脚腕也向脚背方向立起。

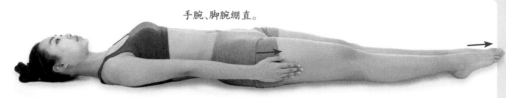

手腕、脚腕绷直。

3.脚腕绷直，手腕伸直。

4.重复几次。

这样活动小腿，小腿肌肉反复收缩与放松，可以促进腿部的静脉血液循环。也可以把腿靠在墙上，这样可以借助重力让血液更容易回到心脏。如果是上班族，可以上下活动脚腕或者绷直脚趾，在休息时还可以踮起脚尖，或脚趾用力、伸直脚腕也可以达到收缩和放松小腿的效果。

活动脚腕、小腿还有利于改善手脚冰凉、脚部水肿症状，对缓解高血压也有所帮助。

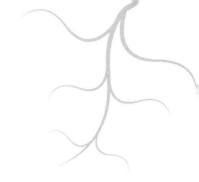

第五章

合理用药，
降"三高"保心脏

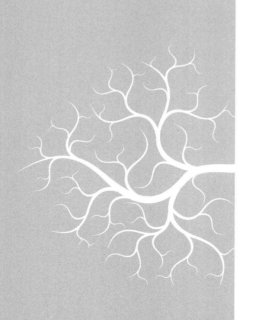

最忌讳骤然停药

使用药物后指标正常不是停药的"金标准"

很多"三高"患者需要应用药物治疗，在使用药物治疗指标恢复正常以后，有些人就擅自停药了。其实这种做法非常不正确，甚至是极其危险的。

首先，因为"三高"是一种慢性疾病，目前的治疗方法只能控制病情，使其稳定不向前发展，但并不意味着指标正常就是治愈了，一般情况下是需要终身服药的。

其次，如果确实病情稳定，也可从减少药量或更换更加温和的药物，这应在医生的专业指导下进行，自己千万不能擅自减少药量或换药。

骤然停药，"三高"会卷土重来

年近70岁的郭大爷，近日突发半身不遂，走路一瘸一拐要靠拐杖，跟半年前矫健灵敏的他判若两人。当医生问起他的身体状况时，他长叹一口气，说后悔当初不听医生的嘱咐。原来郭大爷患有高血压多年，半年前血压控制得很好，稳定在120/80毫米汞柱。他以为高血压病好了，就擅自停了降压药。直到有一天清晨，他发现自己的右半侧肢体活动不便，到医院一检查血压170/100毫米汞柱，医生诊断为"脑梗"，原因是高血压造成的并发症。医生再三告诫他以后不能擅自停药，郭大爷这才后悔莫及。

高血压是终身疾病，目前尚未找到彻底治愈的方法。大部分人在用药一段时间后，血压都会趋于平稳。这只是说明药物治疗有效。如果以为高血压"痊愈"而擅自停掉降压药，高血压就会反扑回来，造成靶器官更大的损害。

> 如果使用的是 β 受体阻滞剂类的药物，如普萘洛尔、普拉洛尔等，突然停药还会导致反跳性交感神经兴奋，容易诱发心绞痛，这是更加危险的情况。严重的心绞痛会带来心肌梗死，从而危及生命。

同理，降脂药和降糖药能控制好血脂和血糖，从而阻止动脉粥样硬化的进程，预防和减少心脑血管危险事件的发生，这是一个长期过程。一旦停药，药物的保护和调节作用便会消失，被抑制的异常血糖或血脂就会恢复到服药前水平，之前停滞的动脉粥样硬化也会随之加速发展起来。在此后一段时期内，心脑血管事件的风险也会显著上升。

所以"三高"的治疗切忌擅自停药，尤忌骤然停药。如果确实病情好转，应在医生指导下减少药量或更换药物。

不要随意加减药量

服药太任性，后果很严重

俗话说"是药三分毒"。由于担心长期服药后药物的副作用给身体带来损害，或嫌每天服药麻烦，当病情得到缓解和控制后，有些人就会自己减少药量，或减少服药的次数。但也有一些人治病心切，当药物效果不明显时，擅自加大药量。这两种过于"随性"的用药行为可能会造成严重的后果。

擅自减少药量与擅自停药的后果类似，虽然前者造成的问题会更轻些，但都会影响治疗效果，甚至导致治疗无效。

与减少药量相比，擅自加大药量的后果更加严重，不但不能提升治疗的效果，还可能引起较为严重的毒副作用。

加减药量一定要听医生的

对于治疗高血压的药物而言，如果治疗效果不明显，医生可以根据具体情况使用2种或3种药物协同治疗，而不是一味地增加药量。大量单一用药不仅副作用大，不能达到平稳降压的目的，而且对靶器官损害较大。而小剂量多个药物的联合应用，既可以降低单个药物的副作用，又可以增加降压效果。

对于降糖药来说，擅自增加药量可能会引起低血糖，严重的低血糖会危及生命。另外，任何药物若被大剂量、不合理使用都会造成内脏器官的损害，特别是肝肾功能的损害。

所以，如果当"三高"使用药物治疗感觉效果不明显时，一定要去医院请医生增加药物种类或调整服用剂量，千万不要对自己"道听途说"得来的医学知识过度自信。

解决漏服、忘服药的小技巧

如果用药不规范是因为经常忘记服药，可以使用定量的药盒，有些药盒甚至有定时提醒功能。只要每天把当天药盒里该吃的药吃完，就不会遗漏服药了。

偏方再灵也要合理就医

民间流传着一种说法叫作"偏方治大病"。偏方真的能"治大病"吗？真的能降血压、降血糖、通血管吗？

偏方治病是一种民间治病的方法，是人们在日常生活中总结出的一些治疗疾病的药方。由于偏方是民间产物，所以它们的配方主要是各种普通的食物，也包括一部分植物、动物等。

偏方也要走正道

医务人员上门随访患有脑卒中的刘阿姨，为其测量血压为170/110毫米汞柱，当问及她有无按时服降压药时，老伴说她这两个月一直在服用一个降血压的偏方，没吃降压药。医生提醒刘阿姨一定要按时服用降压药，不能全靠偏方，因为脑卒中的复发率很高，每一次复发都会加重患者病情、降低患者生活质量。刘阿姨老伴这才赶紧把降压药给她用上。

大多数的偏方都是民间经验，其治疗效果并没有经过正规的临床验证，适用疾病和适用人群、使用剂量、毒副作用也不清楚。

比如民间流传着鱼胆能明目退火的偏方，但实际鱼胆是有毒性的，服用过量会损害心、脑，还会引发肾功能衰竭，每年都会有人因为服用鱼胆而中毒。还有烫伤后用酱油、牙膏等直接涂抹在患处等偏方，不仅不能治疗烫伤，而且非常容易导致创面感染，造成伤口迟迟不能愈合，甚至引起败血症。

使用偏方的注意事项，你必须要知道

虽然不能说偏方就一定无效，但还是建议大家在使用偏方时注意以下几个方面：

1. 使用之前咨询医生，尤其是中医大夫，在医生的建议下决定是否使用以及使用的剂量。

2. 偏方一般都是辅助治疗，所以不要停用目前正在使用的药物。如果确实认为偏方有效，也应该在医生的严格指导下，逐渐减少药物。

3. 如果因为使用偏方而减少正规的治疗药物，一定要严密监测各项指标，如血压、血糖、血脂等，一旦发现效果不好，立即找医生，恢复正规治疗。

别轻信广告和"病友"

擦亮眼，处方药不会给自己代言

虽然大多数人生病都会在第一时间去医院看医生，但也有一部分人会根据广告的"指引"来选择药物。

我们在这里确切地告诉大家，由中华人民共和国国家工商行政管理总局和国家食品药品监督管理局制订的《药品广告审查发布标准》中规定："处方药可以在卫生部和国家食品药品监督管理局共同指定的医学、药学专业刊物上发布广告，但不得在大众传播媒介发布广告或者以其他方式进行以公众为对象的广告宣传。"

这也就是说，对疾病治疗确切有效的处方药，我们在电视、户外广告等大众传媒的广告中是看不到的，而能够在普通的广告中看到的，大部分都是相对温和但疗效不十分明显的非处方药、保健品等。

别人吃了有效，为什么我吃了无效

有一部分患者，特别是老年人，喜欢使用"病友"介绍的药物，总觉得自己的老朋友不会骗自己，自己身边的人吃了有效，也是自己亲眼所见，所以可信度高。其实每一个人都有自己的特点，症状表现相似的疾病，其病因也可能完全不同。

以同样表现为高血压的患者为例，血管紧张素转换酶抑制剂（ACEI）类药物对于一般的高血压是常用药物，而双侧肾动脉狭窄引起的高血压患者就绝对不能使用这类药物来治疗。

比如 β 受体阻滞剂类的降压药有减慢心率的作用，心率快的人比较适合，心率慢的人（老年人相对较多）服用，可能会发生危险。

所以，服药前一定要看医生，包括减药、停药、换药时，都要征求医生的意见。擅自选择药物，有时也会造成严重后果。

所以，疾病的药物治疗是一件非常专业的事情，不是大家看看广告、听听亲戚朋友介绍后自行服用就可以的，一定要在医生的指导下进行。

常用急救药使用宜忌

"三高"人群患冠心病的风险会大大增加,有些"三高"人群本身就有冠心病。众所周知,冠心病是以发病急促、凶险为特点的心血管疾病,严重发作时只有很短的救治时间,往往来不及去医院就医,如果不立即处理,就会对患者的生命安全带来很大的危险。因此患者在日常生活中需要准备一些急救药物,一旦出现紧急情况,可以及时进行自救,这样才能避免出现延误治疗的情况。

硝酸甘油片

硝酸甘油片是紧急缓解冠心病发作最常用的药物。硝酸甘油的主要药理作用是松弛血管平滑肌,引起血管扩张,从而恢复心肌供血。在心绞痛发作时,取1片,舌下含服,一般1~2分钟内症状即可缓解。如未奏效,5分钟后可再含服1片,一次服用不超过3片。

使用注意事项

1.本片剂用于舌下含服,不可吞服。

2.硝酸甘油的副作用会诱发低血压,所以用药时患者应尽可能取坐位,以免因头晕而摔倒。

3.应采用最小的有效剂量,也就是说1片有效就无需再服用,以免剂量过大引起剧烈头痛。

4.本药物的使用禁忌证请详细咨询医生,以免误用引发不良后果。

亚硝酸异戊酯吸入剂

扩张血管的作用与硝酸甘油类似,但作用更快。吸入后30秒钟起效,持续3~5分钟。心绞痛发作时,将安瓿包在一层手帕或纱布内,折断,经鼻腔吸入本品,一次1支(0.2毫升)。

用药后的常见不良反应:常引起面红、头痛与头晕、恶心与呕吐、低血压、不安和心动过速。

使用注意事项

1.本品为吸入用药,作用较强,适用于症状严重、不便舌下含服药物的患者。

2.本品容易降低血压,故老年人和有心血管疾病的患者应慎用。

3.本品吸入过量时会引起血管急剧扩张,所以使用时应注意切不可过量。

4.本品易燃,易挥发,不可近火。遮光,在凉暗处保存。

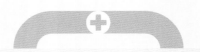

速效救心丸

中药复方制剂，具有行气活血，祛瘀止痛，增加冠脉血流量，缓解心绞痛的作用。患者出现心绞痛症状时可舌下含用，一般5分钟后症状缓解。

硝酸酯类药物虽有很好的扩血管作用，但服用一段时间后就得加量，使用过量又会引发药物的不良反应。目前没有发现速效救心丸明显的副作用。

使用注意事项

1.中药制剂，药性平和，无明显副作用，也不易产生耐药性。

2.本品起效不如西药迅速，所以冠心病发作症状严重时建议首选西药。

3.本品在服用时用量较大，一般一次需10~15粒方能见效。

安定片

前面提到的都是扩张冠状动脉血管的药物，作用是改善心肌缺血状态。从作用原理上来说，安定不能算是"急救药物"。安定的主要作用是镇静、松弛肌肉，用于缓解冠心病发作带来的焦虑不安、心情烦躁和心律失常等症状。对于日常睡眠不好的人来说，也用作安眠药。

用于镇静，一次2.5~5毫克，每日3次；用于纠正失眠，5~10毫克，睡前服。

使用注意事项

1.安定会抑制脊髓的神经，让肌肉放松。但睡前使用安定，在夜间起夜或早上起床时可能会肌肉无力。老年人一定要小心，以防跌倒。

2.长期服用安定容易产生药物依赖性，也就是成瘾。比如失眠者，长期使用后如不依赖安定就无法入眠。

3.女性长期使用安定，会引起月经不调，并影响排卵，怀孕初期服用安定，可能引起胎儿先天性畸形。

急救药，正确服用才"急救"

除了上述药物以外，还有很多的药物可以在心绞痛发作时选择服用，如硝苯地平（心痛定）、消心痛片、潘生丁片以及中药麝香保心丸等。每种药物都有具体的适应证和禁忌证，建议在心内科医生的指导下使用。

中西联合用药宜忌

西药长期使用会出现不良反应

"三高"以及冠心病的药物治疗，目前应用较多的主要是各类西药。西药治疗主要是通过降脂药、肾素－血管紧张素系统拮抗剂、硝酸酯类等药物来起作用。虽然用药后，患者的临床症状能得到显著缓解，但随着用药时间的延长，可能会出现一定的药物不良反应及耐药性。

中药副作用小起效慢

中医认为冠心病心绞痛本病在心，属本虚标实，气虚、痰阻、气滞等因素导致气血瘀滞、心脉不通，从而引起冠心病。中药治疗主要以止痛行气和活血通痹为主。

防治冠心病的常见中成药包括复方丹参滴丸（片）、冠心苏合丸、舒心口服液、乐脉颗粒、补心气口服液、愈风宁心片、生脉胶囊、银杏叶片等。

这些中成药大多含有黄酮成分，具有抗氧化作用，也有些药物有扩张血管的功效。这些草药提取物的优点是副作用小，不容易产生耐药性。但相对来说成分复杂，有效成分含量低，起效缓慢。所以，目前单纯用中药治疗较严重的病例效果并不明显。

取长补短，联合用药

中国中医科学院西苑医院曾做过一项调查，对象为北京、天津地区9家中西医结合医院内从2003年1月至2006年9月共计5 284例住院冠心病患者，发现中西医结合治疗有降低老年冠心病患者终点事件发生率的作用。中医药防治冠心病的多层面、多靶点的优势已逐渐得到公认，冠心病的中西医综合防治具有优势互补的特点。

单纯中药治疗可以用于非常轻微的病例。如果病情已经比较明显，则建议使用西药或中西药结合治疗。近年来，有很多中成药与西药联用治疗心脑血管疾病的临床实践，中西药结合使用，可以起到取长补短的作用。

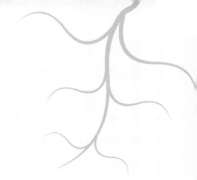

第六章

换季和冬天，
格外注意心脑血管疾病

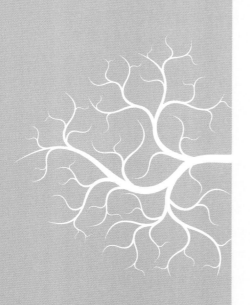

春季乍暖还寒，心脑血管意外多发

春季虽然"百草回芽"，但也有"百病发作"之说，特别是在春分之后，许多病症易复发、加重。高血压、冠心病、心肌梗死、脑卒中等心脑血管疾病患者需要特别注意。

注意避风邪，警惕倒春寒

风为百病之长，风为阳邪，具有升发、向上、向外的特征，所以风邪常伤人的上部和肌表，会出现恶心、头痛、面部水肿、脑卒中等病症。如果人体脏腑虚而气不足，风邪就更容易趁虚进入心气，因此春季要注意避风邪。

春季一到，很多人就想把冬天厚厚的衣服统统脱掉，但春天气温不稳定，中午气温高，早晚气温低，而且会有"倒春寒"。这种天气容易诱发心脑血管疾病，因此心脑血管疾病患者尤其是中老年患者，要保证适当的"春捂"，为了身体健康，不要过早脱下冬装。

适度锻炼

春季万物复苏，没有冬日的寒冷，早上起床后锻炼有利于身体健康。早上是阳气生发的时候，通过锻炼可以调动阳气，让人精力充沛、心情舒畅。但春季早晚温差大，运动过量，流汗过多容易引发心脑血管意外。

春季虽然大地已回暖，但仍有阴寒，有些老人起得早，5点多就出门锻炼，这时人体的各项机能还比较弱，太阳还没有出来，大地上的阴气还比较重，空气质量也不是很好，不是锻炼的最佳时间。因此春季晨练不要太早，最好等天亮了以后再出门。除此之外，春季晨练运动量也不宜过大，以舒缓、轻柔的运动为主，如打太极拳、慢走、体操等，以免运动量太大，出汗太多，一冷一热造成心脏负担太大出现意外。

当然，春季是外出郊游的好时节。找三两好友或和家人一起去踏青，一起呼吸新鲜空气，看看苏醒的大地，可以放松心情，促进健康。但最好不要去人过多的地方，除了吵闹、空气不新鲜外，也会破坏郊游的好心情。

春夏之交要当"心"

　　每到春夏之交的5月，在医院可以看到很多心脑血管疾病患者。一方面因为春夏之交气候不稳定，早晚温差大，冷暖频繁变换，容易引起血压波动，诱发心脑血管疾病。另一方面因为天气转暖，人们脱去了棉服，开始做运动，穿戴、生活作息等都发生了很大的变化，身体一时不适应，调整不了状态而病倒。所以在季节交替时，无论是生活起居还是穿衣习惯的改变都要循序渐进，不要突然之间做很大的改变。出门锻炼身体的时间也不宜太早，强度不宜太大，一点点加量，防止一时之间进行高强度的锻炼，给心脑血管造成危害。

　　另外，夏季属心，是调养心神的好时节，心血管病患者可以利用夏季来好好养护，对改善病情大有好处。但夏季容易心火旺盛，会出现心慌胸闷、烦躁失眠、口干舌燥、口腔溃疡、尿少、尿黄、大便干结等症状。所以夏季要注意清心火，防止心火过旺扰动心神。

如何预防心脑血管疾病发作

　　🌡 做好应对寒热准备。在室外活动时应戴遮阳帽并备足水，身体锻炼宜在清晨进行，锻炼时间不宜太长。当天气闷热、空气中湿度较大时，应减少户外活动。一旦气温骤降，应及时加衣保暖。

　　🌡 起居有时，保持情绪稳定。如果晚间入睡较晚，早晨不宜过早起床，中午要适当休息，以补充睡眠。只有心理平衡才能生理平衡，各脏器功能正常，血流通畅，才能远离心脑血管疾病的威胁。

　　🌡 饮食清淡。应多吃绿叶蔬菜、水果、黑木耳、豆制品，可适当吃一些瘦肉、鱼类，尽量少吃油腻或高脂肪食物。睡前30分钟、半夜醒来及清晨起床后最好喝一些温开水，可以多喝绿豆汤、莲子汤、百合汤、菊花茶等。

　　🌡 忌烟戒酒。一定不要抽烟，实在要喝酒可以选择葡萄酒，但每日不要超过80毫升。此外，最好在专科医生的指导下，对平时服用的治疗心脑血管疾病的药物做一些适当的调整。

可以选择葡萄酒，但每天不要超过80毫升。

心脑血管疾病患者尤其要注意炎热的夏季

如果夏季高温持续在35℃以上，会增加心脑血管疾病患者的死亡率。因为天气炎热出汗多，血管内血栓形成的机会增加，容易引起心脑血管疾病突发，再加上湿度大、空气闷热、含氧量低，情绪容易烦躁，造成心火暴亢，这也是引起猝死的另一原因。

如果在炎热的夏季，有胸闷、胸痛、四肢乏力、失眠、烦躁、头晕等症状时，一定要注意。这不一定是中暑了，也不要因为病症一闪而过就忽略，这也可能是心脑血管发出的求救信号。

容易猝死的高危人群

1.中年男性：40~50岁的男性，尤其是社会责任重大、长期处于高压状态下的精英男士。

2.过度疲劳的人：重体力劳动者，特别是炎热的夏季还要在烈日下工作的人群，除了会中暑外，还会导致人体缺水，血液黏稠度增加，遇到诱发因素，可能会猝死。

3.擅自停药的人：按时服药是预防猝死的重要环节，擅自停药只会让病情加重或恶化。

夏季腹泻，小心诱发心绞痛

心脑血管疾病患者腹泻时体内大量水分和钠离子、钾离子、钙离子、镁离子等从大便中排出，水分丧失使人体处于脱水状态，此时人体中血容量减少，导致血液黏稠度增加，血流缓慢，易形成血栓并阻塞血管。所以腹泻时需要积极治疗，并注意防范心脑血管病意外的发生。

心脑血管疾病患者如何安稳地度过炎热的夏季

夏季气候炎热,会使人正气虚衰,耗气伤津,造成"气血经络凝塞不通",从而导致心肌缺血、心律失常、血压升高,甚至猝死。那怎样预防这些情况的发生呢?

要防止"情绪中暑",做到"心静自然凉"

天气炎热,人就容易烦躁,要防止"情绪中暑",就要特别注意"静心"养生。尽量让自己的情绪平静下来,避免情绪失控、愤怒或紧张而致心火内生。尽量少说话,不做紧张的脑力劳动,以免劳气伤神。

避免运动时间太早和剧烈运动

夏季很多老年人起得早,晨练的时间也会比较早。根据临床统计发现,70%~80%的心脑血管疾病都发生在早上6~10点,这段时间被认为是心脑血管疾病的高发时间。如果晨练太早更有可能增加引发疾病风险。

夏季剧烈运动如果超过人体的负荷,易引起心肌梗死、心律失常或急性心力衰竭。因此做运动时要量力而行,避免做一些剧烈运动。

注意饮食清淡,保证水分的摄入

盛夏时节暑湿重,容易发生湿热症。所以夏天的饮食应该以清淡、易消化为主,少吃或不吃高脂肪、重口味的食物,每天摄入的食盐量控制在5克以下(特殊情况除外),也要避免暴饮暴食。

夏季每天摄水量应在1 000毫升以上,出汗多的时候还要适当增加喝水量,睡觉前和起床后都应各喝一杯水。保证水分的摄入,可以防止因缺水导致的血液黏稠度增加,预防血栓形成,减少心脑血管疾病突发的可能。

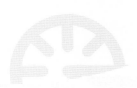

不宜"秋冻"，及时添衣

我们常说"春捂秋冻"，是指春天不要过早脱去厚衣服，多保暖一段时间；秋天不要过早穿上厚衣服，增强身体抵抗严寒的能力。但心脑血管疾病患者血管的弹性和适应性都不高，调节能力比较差，对寒冷和冷热交替的承受能力都比较弱，容易发生脑卒中等意外。所以"秋冻"会给身体带来很大的风险，并不适合心脑血管疾病患者，还是根据气温的变化及时添减衣服为好。

秋季养肺，提高免疫力

秋季关键在于养肺。秋天比较干燥，燥邪很盛，易伤肺，容易使人出现口渴、干咳少痰、皮肤干燥、口鼻咽干、胸闷、心绪不宁等问题，也容易得感冒、肺炎等呼吸道疾病。

因此秋天要注意保暖，多吃一些滋阴润燥的食物，比如银耳、百合、梨、荸荠等，有助于预防呼吸系统疾病。

保持愉悦的心情，不要"悲秋"

秋天气温下降，环境也比较萧索，人白天容易犯困，夜间又会失眠、多梦，老年人更是如此。而心脑血管疾病患者，一定要及时调整自己的情绪，选择怡情养性的活动，保持良好的心态对身心健康至关重要。

管住嘴，不要盲目进补

"秋风起，进补时"。秋天一到，人们纷纷忙着贴秋膘；秋天可以适当进补以弥补夏天的损耗，也可为即将到来的冬季储备能量。

不同的地域有不同的饮食习惯，南方主要以乳鸽、甲鱼、鸡、鸭、燕窝、麦冬、枸杞子来进补，北方主要以牛羊肉来进补。但值得注意的是秋季如果红肉吃得过多，尤其是羊肉，容易上火，反而伤了肺气，加重秋燥，而且心脑血管疾病患者也不宜吃太多肉，适当进补即可。

除此之外，不同体质的人进补方式也有所区别。比如寒性体质的人阳气不足，就要避免吃一些寒性食物，如梨、麦冬等；而热性体质的人就不宜多吃肉类，吃一些滋阴降火的补品为宜，如银耳。

严寒来袭，保暖就是保平安

冬季的霜雪严寒会对心脑血管造成刺激，受寒的冠心病患者容易发生心绞痛、心肌梗死，而高血压患者容易发生脑血栓和脑出血。

"热胀冷缩"也适用于血管，热的时候，血管扩张，血液流速加快；天气冷的时候血管收缩，血液流速减缓，特别是血管有血栓、斑块和粥样硬化的，血液流速就更慢，易造成心脏供血不足，心肌缺血，进而引发脑卒中、心绞痛、心肌梗死等。因此冬季最重要的是要注意保暖，避免长时间待在室外。

冬日出门必备

帽子：当温度在4℃左右时，人体一半的热量会从头部散发出去，而且温度越低，头部散热的比例越大。除此之外，脑门和后脑部的风池穴是容易受风寒侵袭的部位，一旦受寒易造成头痛、感冒、头晕等，因此冬日出门最好佩戴帽子，包住脑门和后脑勺等部位。

围巾：大部分人冬日都有戴围巾的习惯，因为颈部也很脆弱。一方面咽喉受寒会引起呼吸道疾病，另一方面戴围巾也能防止寒风从脖子进入心肺。

口罩：说到冬天就离不开雾霾，佩戴口罩除了保暖外还能起到防尘护肺的效果，但注意口罩要时常清洗，可以多准备几个轮换着使用。

保暖鞋袜：一些年轻人为了时尚，冬天也穿九分裤或裙子，把脚踝露出来。寒从脚起，就是说明脚部保暖的重要性，冬天最好穿过脚踝的袜子，鞋子也要选择保暖的。

脚暖全身暖，养成每晚泡脚的习惯

脚承载着我们整个身体的重量，又离心脏最远，是最容易出现血液循环障碍的部位。很多冠心病患者都有小腿动脉硬化、血栓等问题，一到冬天就容易出现手脚冰凉等症状，苦不堪言。

除了运动外，每晚泡脚也可以促进脚部的血液循环，起到驱散寒邪的作用。泡脚水不要太烫，水温在40℃左右，每晚泡20~30分钟即可（如果选择泡澡，时间不宜超过15分钟）。有条件的情况下，可以用艾草水或姜水泡脚，效果更佳。泡脚后还可以做一些脚底按摩，有助于活化气血，使经络畅通。

冬季洗澡注意 3 件事

冬天气候寒冷，在洗澡的时候，人体温度骤然升高导致血压的波动幅度瞬间变大，更容易诱发心脑血管疾病。所以，冬季洗澡要注意以下几点。

避免温差陡然过大

洗澡之前，最好就让浴室有一定的温度并保持温暖，可提前打开热水，或者打开取暖设备。

若是浴室太冷，进入浴室时可能会因冷空气导致血管骤缩，血压升高；等热水开启时，血压可能会因体温的迅速升高而上升，等到全身血管都扩张后，血压又陡然下降。这样血压大幅度波动，最终就可能会导致脑卒中的发生。

洗澡时间控制在 30 分钟内

若是洗澡的时间过长或者在水中久泡，皮肤毛细血管扩张，脑血管血液供应就会相对减少，可能导致大脑暂时性缺血缺氧，严重时还可能会晕倒。所以，洗澡时间最好控制在 30 分钟以内。

洗完澡要注意保暖

刚洗完澡，若不注意防寒保暖，温度降低使得血管受冷收缩，血压就会升高，从而加重心脏的负担。

推掉不必要的应酬

每年春节前后都是冠心病发病的高峰期，因为春节正是亲朋好友相聚的时候，亲友聚会、同事聚会……喝酒吃饭，大鱼大肉。加上生活规律被打破，心绞痛、心肌梗死的发病率大大增加。

其实过年是家人团聚，共享天伦的时候，应尽量多在家陪伴家人，推掉一些不必要的应酬，如果真的推托不了，记住一点——管住嘴。少吃肉类，远离烟酒。除此之外，一些娱乐时间也不宜过长，不要熬夜打麻将。

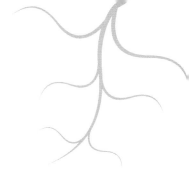

第七章

睡得好，
血管越来越年轻

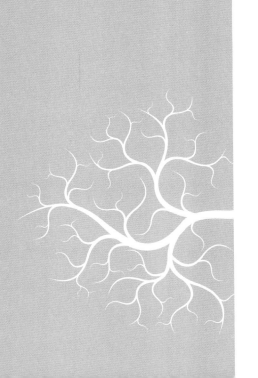

提高睡眠质量，强化血管降血压

睡眠是人体的自我修复方式，人们在睡眠中能解除疲劳和恢复体力，医学研究也证明，人类许多疾病的发生和发展都与睡眠中的呼吸障碍有密切关系。对于心血管疾病患者来说，在睡眠中可能发生呼吸失调、心肌缺血、心律失常甚至死亡。

> 据国外相关统计，美国每年约有20万人在夜间发生急性心肌梗死，37 500人发生猝死，其中约88%的猝死与自主神经功能紊乱有关，约20%的心肌梗死、约15%的心源性猝死发生在午夜至早晨六点之间。

中华医学会的有关专家经过研究已经证实：睡眠障碍是引发心脑血管疾病的独立因素。心脑血管疾病的发生不受年龄、地域及性别等因素的限制，只要有睡眠障碍，就有患病的危险。

睡眠障碍的危害

长期研究显示，随着年龄的增长，睡眠质量逐渐下降，这可能是许多心脑血管疾病的诱因。睡眠中呼吸紊乱对心脑血管系统有着一系列损害。具体危害有以下几方面：

1. 血压、心率、心输出量周期性波动。
2. 交感神经兴奋性增强。
3. 增加高血压发生率。
4. 增加心肌梗死发生率。
5. 增加心律失常发生率。

睡眠质量不佳的表现

- 入睡困难，躺在床上往往超过1小时也无法入睡。
- 睡眠不安稳，有轻微声响刺激就会惊醒，并且很难再入睡。
- 早上醒得早，比正常时间提前2小时以上，且很难再入睡。
- 易于入睡，但睡得很浅，并且很早就醒，不易再睡，这种情况见于血压较高的患者。
- 睡眠时间不足，一般每天少于5小时。

老年人普遍有觉少、早醒的特点，心脑血管疾病患者又比较敏感，夜间容易出现胸闷、心悸等症状，这反过来又加重了失眠。睡眠与冠心病、心绞痛、心力衰竭等疾病关系密切，睡眠时间不足不利于这些疾病的康复。所以患者一定要格外重视睡眠，提高睡眠质量。

注意睡觉姿势

采取合适的睡姿是保证睡眠质量的重要因素,常见的睡眠姿势分仰卧、俯卧和侧卧三种。左侧卧位或仰卧位常使睡眠不稳,易打鼾。一般来说,以右侧卧位、双腿弯曲为宜。这样睡可以使全身肌肉松弛,体内脏器保持自然位置,心脏不受压迫,肺脏呼吸自由,确保全身在睡眠状态下供氧充足,大脑得到充分休息。

对于心脑血管疾病患者来说,睡姿要求更严格。除了右侧卧位外,睡觉时倾斜的角度、枕头的高度也会对血液循环造成影响。

高血压睡姿

高血压患者,特别是老年高血压患者,应采用半卧位或侧卧位睡姿,可使用长方形宽大枕头,将头和肩部都枕上。枕头过高会使头部供血不足,导致第二天头晕、头痛等不适,加重高血压病情;过低则会使脑部血流量增加,导致面部水肿或充血。

冠心病、心绞痛睡姿

冠心病患者宜采用头高脚低、右侧卧位的睡姿,床宜倾斜10°左右。采取右侧卧位睡眠时,全身肌肉松弛,呼吸通畅,心肺的生理活动降到最低程度,可减少冠心病、心绞痛的发生。睡眠时头高脚低,可使下腔静脉回流的血液减少,大大减轻心脏负荷,有利于心脏休息。

心肌炎、哮喘、心力衰竭睡姿

心肌炎、哮喘患者采取半卧位的睡姿,可改善肺部的血液循环,减少肺部瘀血,增加氧气的吸入量,有利于症状缓解与休息。

冠心病患者若病情严重,已出现心力衰竭,也宜采用半卧位(摇高床头或背后加枕头垫靠),以减轻呼吸困难,切忌左侧卧或俯卧。

除了睡姿,还需注意的事项

心脑血管疾病患者还需注意,刚睡醒时不要急于起床穿衣,可仰卧5~10分钟进行心脏按摩,做深呼吸、伸懒腰,活动四肢,然后慢慢坐起。对于有午睡习惯的人,睡前不宜吃得过饱,午睡时间不要超过1个小时,也不宜趴在桌子上睡。

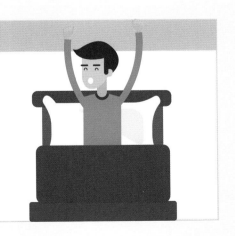

选择合适的床垫及枕头

选择合适的卧具，如床垫、枕头等，可以提高睡眠质量，并且有利于血液循环，对心脑血管疾病患者来说非常重要。

选择软硬适中的床垫

冠心病患者应选择软硬、高低适中的床。床架应宽大、结实、稳定，以木板质地为佳，床垫不宜太硬或太软，最好不要睡太软的席梦思、弹簧床、水床。否则身体陷在里面，会加重眩晕感，稳定性不足又会让睡眠不实，翻身、起床也更费力。硬板床对老年人来说太硬，容易发生腰酸腿疼等问题。

选择 6~9 厘米高的枕头

研究发现，枕头高度在6~9厘米时睡眠最平稳，质量最高。高血压患者如果长期使用过高的枕头会使颈椎变形，引起脑部血液循环障碍，影响脑血流量，出现脑供血不足。

睡眠时用的枕头不宜过高或过低，一般高度按下列公式计算：

枕头的高度＝（肩宽－头宽）÷2

若不用枕头或枕头过低，则流入头部的血液就增多，这对高血压患者是不利的；再者，侧卧睡眠时头部与床面间的距离为6~15厘米，需要依靠颈椎的侧弯来代偿，这样会使一侧颈肌长时间过分牵拉，而发生痉挛，造成"落枕"；同时，颈部肌肉被动性紧张，也影响睡眠。

血压偏高、有头晕眼花等症状者还可用以荞麦皮、菊花、茶叶等填充的药枕。

睡前的"宜"与"不宜"

睡前身心放松，保持心情平缓舒畅，这样有利于入睡并保证良好的睡眠质量。避免过度的脑力、体力劳动及娱乐活动，防止情绪激动和精神紧张加重心脏负担。影响睡眠的因素主要有以下几点：

1.环境因素，如噪声，强光刺激，睡眠习惯改变等。

2.精神因素，如强烈的精神创伤，思虑过度，紧张不安等。

3.身体因素，如睡前吃得过饱，喝浓茶，以及某些原因引起的疼痛、咳嗽、瘙痒、气急、夜尿次数增多等。

4.药物因素，许多药物及成分可引起失眠，例如咖啡因、氨茶碱、麻黄碱、肾上腺素、普萘洛尔等。

宜

§ 在晚饭后适当散步，打太极拳。

§ 听轻音乐。

§ 睡前30分钟停止工作、学习和思考问题。

§ 排尽大小便。

§ 临睡前洗热水澡。

§ 用热水泡脚。

§ 喝杯热牛奶。

§ 足底按摩。

§ 梳头。

§ 23点前入睡。

不宜

§ 睡前看书看报时间过长。

§ 看情节紧张或会使人激动、兴奋的读物、电视和电影。

§ 打麻将、打牌时间过长。

§ 唱歌、跳舞。

§ 晚餐进食过多、过饱。

§ 过量饮酒。

§ 饮茶与咖啡。

§ 与小孩同床。

§ 当风而卧。

睡好"子午觉"

　　每天至少要保证6个小时的睡眠时间，如果晚上睡眠不足，可以中午来弥补。"子时大睡，午时小憩"，此为"子午觉"原则。

睡好"子时觉"

　　子时指晚上23点至凌晨1点，此时胆经当令，胆经最旺，人在此时入眠，胆方能完成代谢。而且此时人体阴气较盛，阳气衰弱；过了夜半，阴气渐衰阳气渐长。所以子时休息，最能养阴，睡眠效果与质量较其他时刻均有事半功倍的效果。

　　在生活中，我们失眠的时候一般会有这样的体验，深夜12点后更有精神、更难入睡。这是因为人体阳气开始生发，如果此时人体未处于睡眠状态，阳气生发不起来，阴气便无法收藏，长期阴阳失调就会百病丛生。

睡好"午时觉"

　　中医认为子时、午时都是阴阳交替之时，也是人体经气"合阴"与"合阳"的时候，所以睡好午时觉也非常重要。所谓午时，就是指中午11点至下午1点，这时人体阳气最盛、阴气衰弱，这个时刻人体应进行小憩。

　　午时，气血流到心所属的经络，心经当令，其气血最为旺盛。在午时小憩，对于养心大有好处，会使人一个下午都精力充沛。长期坚持午时小憩，会有效降低冠心病的发生率。很多失眠者，多为心火旺盛，而睡个"午时觉"也有助于降心火。

何时睡

　　有条件的话最好在午饭前（11:30~12:30）睡，起来（12:30）吃午饭。如果是午饭后睡，最好是饭后散步20分钟左右再睡。

睡多久

　　小憩15分钟至1小时。不同季节也有所不同，"春困秋乏夏打盹"，夏季昼长，午睡时间应该相对长点。秋冬季节夜长昼短，午间闭目养神即可。

怎么睡

　　有条件的话最好躺下休息，要特别注意腹部保暖。条件不允许的，静坐闭目养神10分钟以上也会起到养心养神的效果。

早晨起床 3 个 "半分钟"

清晨是心绞痛、心肌梗死、脑血栓的高发时间，而最危险的是起床的一刹那，又被称为 "魔鬼时刻"。美国哈佛大学的相关研究指出，早上心脏病的发作风险比其他时间高约40%。究其原因在于，早晨起床后，身体会分泌肾上腺素等激素，导致血压上升，再加上整晚没喝水，血液比较黏稠，容易发生栓塞。因此，早上醒来切勿匆匆下床，而要遵循3个 "半分钟" 原则。

睁眼 "半分钟"

睁开眼睛后，不要立马坐起来，先躺半分钟，伸个懒腰，用手按摩面部或胸腹部，让全身彻底苏醒。

坐起 "半分钟"

慢慢坐起，稍微活动一下颈部和手腕半分钟，可以睡前准备一杯温开水在此时喝，不要立即下床。

床沿垂腿 "半分钟"

坐在床沿上，让双腿自然下垂，坐足半分钟，再下床。

睡前准备 3 杯水

睡前准备好3杯水，对稀释血液、预防心脑血管意外有特别的意义。

第一杯

临睡前喝200~300毫升水，进水量不足，会使夜间血液黏稠。

第二杯

夜间上厕所后喝两三口水，大约100毫升，可以缓解口渴，稀释血液。

第三杯

晨起再喝300~500毫升，可以缓解血压飙升，降低血液黏稠度，预防脑血栓的发生。

床头自备急救药盒

夜间是心悸、心绞痛、心肌梗死、脑卒中、猝死等的高发时间。心脑血管疾病发作急救讲究一个"早"字，因此许多医生都建议患者准备一个急救小药盒，放在床头触手可及的地方，白天也可随身携带，以备不时之需。

用药越早越好

当心绞痛急性发作时，应该迅速取出急救药物，先就地坐下含服急救药物，同时用手轻轻按摩前胸部或用热水袋置于前胸部，并做几次深吸气，以缓解病情，家中可备小型制氧装置用于应急。若心绞痛持续20分钟以上，应考虑有心肌梗死的可能。

急救药盒里的药物可根据个人的病情特点灵活选择，但一定要以医嘱为准。常用的心绞痛急救药物有下面几种：

硝酸甘油

舌下含服1片（0.6毫克），一般可以在1~5分钟内止痛，维持作用约30分钟。首次含化后需平躺10分钟，以防头晕。

硝酸异山梨酯（消心痛）

如果心绞痛频繁发作可选用长效硝酸酯类药，如消心痛等；对于发作时病情不稳定者，或新近发生心绞痛者，或在几天或几周内发作加重或增多的不稳定心绞痛者，则消心痛与心得安（普萘洛尔）合用效果更好。消心痛使用时一般采用舌下含化1片（5毫克），2~5分钟见效，作用维持2~3小时。

速效救心丸

速效救心丸也是缓解心绞痛最常用的中成药，当心绞痛急性发作时，舌下含化10~15粒，能迅速改善发作症状，适用于使用硝酸酯类药物容易发生副作用，以及伴有青光眼、前列腺疾病的冠心病患者。

准备一个专用药盒

现在的药盒种类很多，也很实用，多是有隔断、带标记的。药盒中所装的药物，每个药瓶只能装一种，不能混装，以免忙中用错。

定期检查

急救药盒里的药，要经常检查有效期，看看种类是否齐全。如果有变质、破碎的药品要及时更换，特别是硝酸甘油片，有一定的失效期，凡是过期的药品一定要及时更换，以免影响效果。药盒中所装的药物有些怕潮湿，有些怕挤压，有些怕光照，必须妥善保管。

第八章

好心情就是一剂良药

血管疾病，情绪激动是大忌

51%	70%	15%
老年期冠心病患者存在抑郁情绪所占比例。	老年期冠心病患者存在焦虑情绪障碍所占比例。	焦虑情绪障碍的老年期冠心病患者中重度焦虑患者所占比例。

想要有一个好身体首先要有一个好心情，人在生气以至大怒时，身体会产生许多有害物质。若产生了不良情绪，就要尽量控制不良情绪的发作，防止其肆意扩张蔓延，导致心理和生理疾病。

情绪的起伏波动会给心脏带来很大的负担，尤其是过激情绪（过激情绪包括大喜、大悲、暴怒、焦虑、烦躁、抑郁、惊恐、憎恨、失望等），容易造成心绞痛发作。情绪波动大的冠心病患者，要比遇事冷静者发生心脑血管急症的风险高很多。

情绪过激是心脑血管恶化的催化剂

69岁的王大爷有心脏病史，在小区电梯内吸烟时被一医生劝阻，可能因为感觉丢了面子，情绪失控，双方发生了争执，随后老人心脏病发作。虽然现场医生进行了心肺复苏，救护车赶来也进行了抢救，但可惜未能挽回生命。

因为争执导致情绪激动而猝死的案例屡见不鲜。患有慢性心脑血管疾病的患者，如高血压、冠心病、脑血栓、心肌梗死等，由于情绪激动、过度劳累、睡眠不足、大量饮酒等因素的影响，均可能导致原有疾病的发作。

心脑血管疾病患者动脉血管中都存在着动脉粥样硬化斑块。硬化斑块保持稳定时，斑块突出于血管壁，使血管腔变得狭窄，血流无法顺畅通过，造成心脑组织慢性缺血。

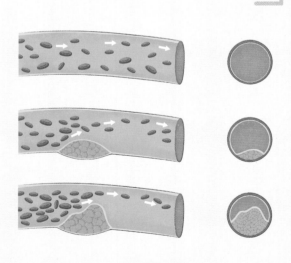

动脉粥样硬化

动脉粥样硬化斑块如果在寒冷刺激、情绪激动等因素的影响下破裂，就会像一座火山一样"喷发"，碎裂的血脂、血栓等物质就会堵塞住心脑血管狭窄的地方，引发心肌梗死、脑梗死等急性心脑事件。

很多心脏病患者喜欢尽情地休闲娱乐，但是过度兴奋、激动都会刺激交感神经末梢和肾上腺髓质的分泌，导致血压升高，心率加快，心肌耗氧量增加，容易诱发心律失常、心绞痛和心肌梗死，甚至造成猝死。特别值得注意的是，平时没有心脏病史的人也可能因兴奋而突发心脏病，突然晕倒。患者发病时通常血压偏低，嘴唇发紫。

心胸豁达，凡事都要想得开

人生在世，不如意事十有八九，这就是生活的常态。从工作到生活，每个人都有自己的难言之隐，家家都有本难念的经。只有凡事想得开，保持豁达的内心、从容的态度，才能将大部分的不如意淡然化解。身体是革命最大的本钱，身体健康才是最大的幸福。

打油诗

莫生气

人生就像一场戏，因为有缘才相聚。
相扶到老不容易，是否更该去珍惜。
为了小事发脾气，回头想想又何必。
别人生气我不气，气出病来无人替。
我若气死谁如意，况且伤神又费力。
邻居亲朋不要比，儿孙琐事由他去。
吃苦享乐在一起，神仙羡慕好伴侣。

情绪波动大的冠心病患者要比遇事冷静者发生心脑血管急症的风险高好几倍。

放下心中包袱，为血管减压

当代社会，生活压力、工作压力逐渐增大。适当的压力会让神经紧张起来，给日常生活增添活力，但是长时间、持续承受过度的压力，就会危害身体健康。

别让交感神经一直工作

人的自主神经分为具有兴奋作用的交感神经和具有镇静作用的副交感神经。交感神经在极度压力、紧张和紧急情况时发挥作用。比如，走在森林里遇到了老虎，交感神经让人震惊的同时，会迅速地把血液移动到肌肉的血管和心脏里，并释放葡萄糖以补充能量，放大瞳孔以便更容易辨别周围的情况。

日常生活中，人在生气、吵架或发脾气的时候，交感神经就会兴奋，肌肉的动脉血管就会随之扩张，皮肤和消化系统的血管就会缩小，同时，心跳加快，血压升高。压力大时交感神经也会兴奋，同时副交感神经就会被抑制。

副交感神经担任治愈肝脏的工作

肝脏、肾脏的运作，癌细胞的清除等，这类工作都需要在副交感神经活跃的状态下才能进行。但是交感神经活跃，副交感神经就会被抑制，达不到治愈的目的。治愈功能在冥想、深度睡眠时最活跃，这时候体内的血管也会舒服地伸展；相反，有压力或紧张的时候，血管就会僵硬。

自主神经还会影响激素的分泌。当人感受到压力，交感神经兴奋的时候，人体就会分泌肾上腺素。肾上腺素又叫"愤怒激素"，人在生气的时候容易分泌这种激素。除了肌肉的血管外，肾上腺素过度收缩其他血管，使人体进入备战状态。过一段时间恢复正常后，就会由副交感神经分泌血清素。血清素是一种"治愈激素"，能够使人感到平静和幸福；而且，还会舒展血管，促进血液循环。

交感神经和副交感神经为了防止彼此过度活动，不断牵制对方，保持平衡。但当压力持续过大时，交感神经就一直在发挥作用，分泌"愤怒激素"，对人体不利。因此如果长时间处于充满压力、紧张或兴奋的状态时，建议放松一下自己，让紧绷的血管舒展开来，更有利于健康。

"减压"生活模式

降低目标	根据自己的能力, 制订适合自己的目标计划, 不要好大喜功给自己压力
分担责任	不要把什么事都往自己身上揽, 学会放权和用人, 把责任分出去一些, 减少自己的压力
制订计划时给自己留点余地	计划赶不上变化, 计划排得太满, 中途可能会遇到一些不可控制的因素。如果制订计划不合理, 自己又过于追求完美, 按照原本的计划疲于奔命, 最后肯定会焦头烂额
学会给自己放假	地球离开谁都会照样转动, 给自己放几天假, 换个环境放松一下, 调整一下高度紧张的大脑; 而且适度的休息能让大脑更清醒, 做起事来效率更高
保证休息时间	一般睡觉时间不能少于6小时, 合理安排自己的工作和休息时间, 该休息时就休息, 养成良好的生活习惯
减少应酬	饭局、酒局等不必要的应酬能推就推。这种应酬不仅不利于心脑血管健康, 嘈杂的环境也会令人心烦意乱
适当关掉手机	工作一天了, 下班后尽量不要玩手机, 就算是看电视、玩游戏等娱乐休闲活动, 大脑依旧不能放松, 还是会感到疲惫。在睡觉前尽量把手机关掉, 不受干扰才能睡个好觉
放慢语速和动作速度	语速快、动作快、反应快的人紧张程度高, 可以试着放慢一下语速和动作速度, 只要抓住关键点, 别人能明白, 自己也会放松很多
适当运动	每天抽出一点时间做运动, 就算是散散步, 也会使身体和心情得到放松, 对缓解压力有一定的效果
挂上提示牌	在办公室或是家里, 自己能看到的地方挂一些提示牌, 比如"欲速则不达""过犹不及"等, 通过自我暗示提醒自己放慢节奏

别被不良情绪打垮

　　人的情绪与身体健康有着极其重要的关系，良好的情绪是人的精神与身体健康的前提；反之，消极和不愉快的情绪会使人的心理失衡，导致精神活动失调，进而对身体健康产生十分不利的影响。

　　人在烦恼恐惧时，意志会变得薄弱，判断力、理解力都会降低，理智和自制力也容易丧失。烦恼不仅使我们的心灵饱受煎熬，同时还会摧毁我们身体的免疫力。流行病学的研究成果显示，过高的生活压力导致高血压、高脂血症、糖尿病等疾病的发病率明显增加。

　　事实上，忧虑、恐惧、焦灼等不良情绪远比疾病更可怕，糟糕的情绪会使人们越来越消极。但当你放下烦恼，转机就会自然显露，健康也会拥抱你，那些重获健康的人多是心境平和并充满希望的人。

　　努力培养良好的情绪是获得健康的重要条件。想要获得平安、快乐的人生，可以从以下几方面做出改变。

方法	具体内容
培养幽默感	幽默感强的人，体内新陈代谢旺盛，抗病能力强，可以延缓衰老。要保持乐观向上的心态，可以通过看视频或看书来提高幽默感，说话之前可以考虑用比较轻松幽默的方式来表达
增强愉快的生活体验	多回忆积极向上、愉快的生活体验有助于克服不良情绪；多看看事情的有利面，多接触正能量；多做一些自己感兴趣的事情，保持心情愉悦
使情绪获得适当的疏解	在情绪不安或焦虑时找好朋友诉说，或找心理医生咨询，把想说的说出来，心情就会平静许多
行动转移法	用新的工作、新的行动去转移不良情绪的干扰，如可以通过学习围棋、舞蹈等来转移

微笑也是一种治疗方法

"笑一笑，十年少。"实际上，现实生活中还真有微笑疗法。

经常笑，可以增强身体的免疫力，提高抗病能力，一定程度上能防止衰老。遇到高兴的事情，自然地笑出来；当遇到伤心事或感到沉重的压力时，故意做出笑的表情，我们的大脑会误以为有高兴的事情而促使内分泌腺分泌喜悦和幸福的激素，心情也会好起来。

爱笑的人，身体不会太差

副交感神经是在安静状态下被激活的神经系，睡眠状态下就比较活跃。此外，笑也能够刺激和激活副交感神经。在副交感神经的作用下，除了肌肉以外，内脏血管和毛细血管都会扩张。这时人体就会停止"发电"，进入维护状态，人体就能够自我修复有问题的部分或"补充燃料"，发挥治愈功能。

深呼吸，麻烦呼出去

维护健康的方法中，呼吸尤为重要。用腹部深呼吸，可以通过增强静脉内的环流，促进血液循环，使人体细胞得到更多的营养和氧气。

呼吸越深，对身体越有利

吸气的时候主要是交感神经占主导地位，呼气的时候则是副交感神经占主导地位。因此慢慢呼气时，身体会放松下来，呼吸越深，对身体越有利。相反，快而急促的呼吸会让线粒体在产生能量的过程中，制造很多活性氧而加快老化。

日常注意锻炼腹式呼吸

普通的呼吸是包裹肺部的胸腔前后膨胀的胸式呼吸。腹式呼吸在吸气时膈向下，同时肚子鼓起；与之相反，呼气时收腹，膈向上。也就是不动肋骨，膈上下活动的呼吸法。如果说胸式呼吸是短呼吸，那么腹式呼吸就是深而缓慢的呼吸。

深而缓慢的呼吸会降低交感神经的紧张度，能够让身体放松下来。交感神经紧张，人体的血液就会聚集到肌肉里，内脏就会相对贫血，难以舒缓。所以，我们要经常用腹式呼吸来消除身体的紧张，给人体内部的各个脏器和细胞均衡地供血。

最怕"心有千千结"

冠心病在一定程度上是心身疾病，就是由人的心理因素引起或加重的身体不适反应。过度忧思恼怒、情志不遂会伤肝又伤心，导致气滞血瘀、气血不畅，引起心前区疼痛。

情志问题是很多疾病产生的诱因。日常生活中遭遇不公或不顺心的事、事业发展不如意、婚姻及家庭不幸福、遭受心理创伤等，多少都会造成一些心理上的伤害，特别是性格比较内向的人，遇到不开心的事情，不喜欢和别人倾诉，但自己又化解不了消极情绪。这些问题成了心里解不开的结，积蓄时间久了，最终会将身体作为窗口表现出来。伴随这些忧愁、苦闷、抑郁而来的往往是身体的各种问题，比如头痛、胸闷、后背痛、心绞痛等。所以冠心病患者既有生理问题，又有心理问题，二者互相影响，不及时调整就会导致恶性循环。

心病还需心药医，对于"心有千千结"的患者，不能只是单纯地用药物治疗，疏通心理、解开心结也很重要。除了敞开心扉、学会倾诉、做运动来缓解心情之外，找个合适的方式发泄一下，也有利于化解郁气，预防冠心病的发生。

不要忍住眼泪

哭泣在一定程度上可以缓解压力，释放悲痛、委屈、紧张、郁闷等不良情绪。有时候哭出来心情会好很多。

歌舞

音乐、舞蹈可以安抚悲伤的心情，它们能让人全身心地放松，给人欢乐或宁静。找一个自己喜欢的曲目，高歌一曲，欢舞一场，你会觉得心中的郁闷一扫而空。

静静地读本书

读一本好书就像是与智者在交谈，能开阔视野、启发思维，使人在潜移默化中变得心胸开阔。随着眼界的扩展，一些拘于"小我"的多愁善感自然也就消失了。

看喜剧放松自己

经常看看小品、相声、笑话等令人愉快的节目，可以让人开怀大笑，释放压力，回归快乐。

投入自然的怀抱

找个空闲的时间，到大自然中去，呼吸新鲜的空气，看看蓝天白云、花草虫鱼，这一切都会让你对生命有所感悟，也是缓解压力的有效方式。

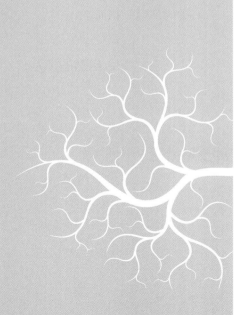

第九章

急救和保健窍门

心绞痛发作时需要做什么

心绞痛是各种原因引起冠状动脉供血不足，导致心肌突发缺血、缺氧所造成的，病情较危急。那么在日常生活中，突发心绞痛的处理原则是什么呢？

现场急救三部曲

第一，要原地休息。心绞痛发作时立即原地休息，千万不要走动，还要尽量少说话，深呼吸。可以原地坐下或平躺，尽量保持镇静的心态。

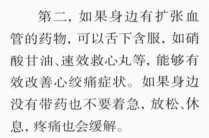

第二，如果身边有扩张血管的药物，可以舌下含服，如硝酸甘油、速效救心丸等，能够有效改善心绞痛症状。如果身边没有带药也不要着急，放松、休息，疼痛也会缓解。

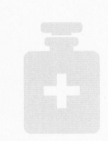

第三，缓解后，应尽快拨打急救电话，及早就医。如果不能得到急救服务，则应向周围的人求助，请他人代劳，患者自己一定要尽可能地减少活动。

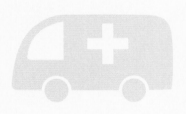

心绞痛症状缓解后仍要及早就医

虽然心绞痛发作时含服硝酸甘油可暂时缓解症状，但堵塞的血管不解决，症状还会反复发作，甚至带来生命危险。因此，一旦发现要及早治疗，避免病情继续加重。

人群中曾广泛流传一种"神奇"的心脏病发作自救法。

"当你在独自开车,突然感到胸口一阵剧痛,可能是心脏病发作了,四下无人,怎么给自己做心肺复苏术(CPR)自救?"

"不要惊慌!不停咳嗽,用力咳嗽!每隔大约2秒,要做1次吸、1次咳的动作,要做到救护车赶到,或已经感到恢复正常,才能休息。"

其实这种方法存在一定的误区,因为,如果在此时频繁用力咳嗽,会进一步加重心肌耗氧,从而有可能恶化病情。

医学上虽然确有咳嗽心肺复苏术一说,但其使用的前提是,必须在医院心电监护条件下,当患者出现短暂的无灌注心律、状态尚清醒,在医生指导下进行咳嗽。这样确实能短暂维持一段时间的意识清醒,只是其时间窗极为短暂。

因此,普通人是无法自我判断时机并及时进行咳嗽急救的,即使是有经验的心血管医生,在无心电监测情况下也不太可能做到。

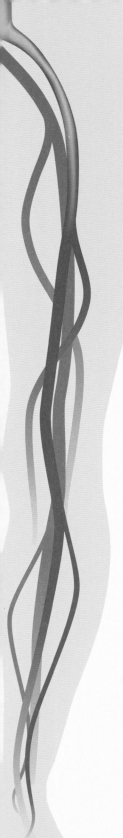

小腿是人体的"第二心脏"

　　腿部对人体的贡献不仅仅是它本身的支撑作用，还有它对人体血液运行的重要助力作用。

　　在我们的循环系统中，动脉负责把血液运送至全身，再经由静脉回送至心脏。在前一个过程中，心脏收缩挤压的作用较为重要。而对于从外周回流的静脉血液来说，除了心脏舒张产生的力量外，肌肉收缩产生的压力是血液回流的主要动力之一。这对处在身体下方的腿部来说更是如此。

　　人类是直立行走的生物，由于重力的作用，血液很容易向下半身集中，向上回流至心脏则需要强大的动力，可心脏并不具备将血液全部回收的力量。假使血液不断囤积不能回流的话，身体就会出现大麻烦。

护腿就是护心脏

　　由于腿部支撑着人体的重量，所以腿部的肌肉非常发达。只要观察行走时小腿肚的肌肉，就会发现，小腿肚时而膨胀时而收缩，尤其在步行时，运作格外频繁。而且在静脉内，大约每隔5厘米，就有一个防止血液逆流的瓣膜存在，所以更需要强而有力的"上推力"。因此，我们可以说腿部静脉回流主要靠小腿肌肉收缩。把小腿照顾好，就等于在身体下部加了一个"泵"，可助心脏一臂之力。我们可以从以下几方面做起：

　　▮ 经常锻炼小腿肌肉，以强化小腿肚的力量。

　　▮ 可以用踮脚尖的方式走路，促进腿部肌肉收缩。

　　▮ 冬天用热水泡一下腿和脚，促进腿部血液循环。

　　▮ 走路疲劳时随时按摩一下腿部肌肉。

动起来才能让小腿肚发挥"泵"的作用

　　只有当运动时，小腿部的肌肉才会像泵一样运作，形成将血液回送至心脏的机制。所以，我们要让双腿经常地动起来，"生命在于运动"的意义也在此得到了充分的体现。

每天按摩，让心脏更舒服

按摩是一种中医的保健手法。按摩作用于人体后，可以起到放松肌肉筋骨，放松紧张的韧带，同时促进血液循环的作用，从而缓解局部的紧张、僵硬状态。除了对身体本身的作用外，按摩还可以调节心理状态，放松心情，缓解压力，消除疲劳，还能够改善睡眠状况，提升睡眠质量。

做按摩促进血液循环

用中医理论来解释，按摩能够疏通经络，加快气血循环，保持机体的阴阳平衡，能够提高人体的整体免疫能力，预防疾病的发生，为身体增添活力。

按摩也可以促进末梢血管的血液循环，有缓解肌肉僵硬、消除肿胀的作用。泡完澡或泡完脚时可以做个按摩，自己动手按摩脖子、腋下、胯下、足底，或到专业的按摩院进行按摩。

按摩既能起到指压的功效，还可以利用体温使肌肉产生热量，是升高体温、促进血液循环最自然的方法。时常按摩可以消除疲劳，对心血管疾病患者也很有好处。

穴位按摩不能代替专科治疗

对于有"三高"或心脑血管疾病的患者来说，按摩可以减轻身体和心理的双重压力。而压力是导致动脉粥样硬化和高血压及冠心病的诱发因素之一。适当的按摩有助于缓解紧张情绪，减轻精神压力，提升睡眠质量，是辅助治疗心脑血管疾病的有效手段。

应该说明的是，穴位按摩只起到辅助作用，让血液循环更顺畅，缓解疾病带来的不适，不能代替专业的医学治疗。

穴位按摩降血压有效果

降压可选穴位

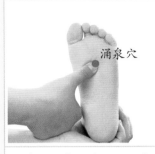

涌泉穴：在足底，屈足卷趾时足心最凹陷处。约在足底前1/3处。

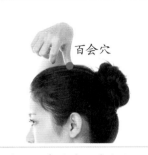

百会穴：在头部，前发际正中直上5寸，两耳尖连线与头正中线相交处。

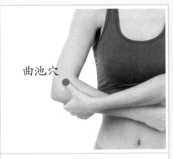

曲池穴：屈肘成直角，先找到肘横纹终点，再找到肱骨外上髁，两者连线中点处。

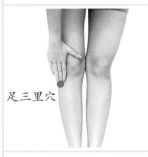

足三里穴：站位弯腰，同侧手虎口围住髌骨上外缘，余四指向下，中指指尖处即是。

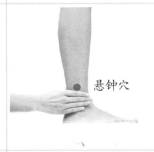

悬钟穴：外踝尖直上4横指处，腓骨前缘处即是。

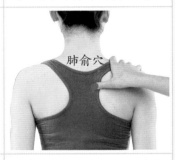

肺俞穴：低头屈颈，颈背交界处椎骨高突向下推3个椎体，下缘旁开2横指处。

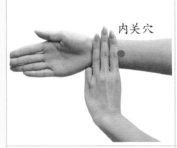

内关穴：从腕横纹向上量3横指，两条索状筋之间即是。

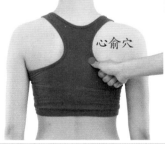

心俞穴：肩胛骨下角水平连线与脊柱相交椎体处，往上推1个椎体，下缘旁开2横指处即是。

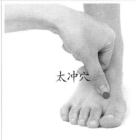

太冲穴：在足背，第1、第2跖骨间，跖骨底结合部前方凹陷中。

按摩方法：每穴按揉100次，力道以感到酸胀、但能耐受为度。

耳穴按压活气血

中医观点认为，五脏六腑在身体表面都有相应的反应区域。在耳朵上有较多的对应穴位，能够对人体相应的疾病有治疗作用，可以请中医师用耳针针刺，但更为便捷的方法是自己经常按摩此处穴位。为了使自我按摩的效果更好，还可以采用耳穴压籽法。

具体方法

1. 将医用胶布剪成0.5厘米×0.5厘米的方形小块，逐个取王不留行籽或绿豆粘在胶布中央。

2. 用玻璃棒在耳穴相应穴位探查反应点，选择压痛点取穴。

3. 找准穴位后，用镊子夹取黏附药粒的小方块胶布。

4. 先将胶布一角固定在穴位的一边，然后将药粒对准穴位，用手指均匀按压胶布，直至平整。每日定时按压数分钟以加强对穴位的刺激。

冠心病对应穴位

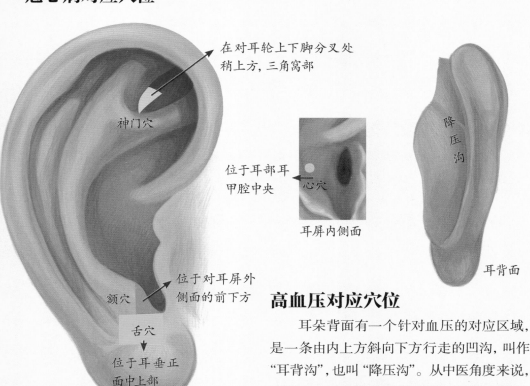

在对耳轮上下脚分叉处稍上方，三角窝部

神门穴

位于耳部耳甲腔中央

心穴

耳屏内侧面

位于对耳屏外侧面的前下方

额穴

舌穴

位于耳垂正面中上部

耳正面

降压沟

耳背面

高血压对应穴位

耳朵背面有一个针对血压的对应区域，是一条由内上方斜向下方行走的凹沟，叫作"耳背沟"，也叫"降压沟"。从中医角度来说，可以通过对耳部穴位的刺激，达到清肝胆、除肝热、控血压的目的。所以高血压患者可常按压耳背沟，对于稳定血压有所帮助。

心脏骤停，你只有 4 分钟急救时间

70万	3.5万	50%
我国每年发生心肌梗死人数。	我国每年心肌梗死患者得到救治人数。	其中约 50% 的心梗患者发病 1 小时内在医院外猝死。

　　心脏病突发来势凶猛，抢救不及时往往有致命危险。数据显示，我国每年有近70万例心梗发生，仅有3.5万例得到了救治，其中约50%的心梗患者是发病1小时内在医院外猝死。之所以会这样，主要原因是人们遇到突发意外时，现场的人基本都是束手无策，只能等待120救援，因此错过了最佳急救时间。

　　数据显示，在正常室温下，心脏骤停3秒钟之后，人就会因脑缺氧感到头晕；10~20秒钟后，人会意识丧失；30~45秒钟后，瞳孔会散大；1分钟后呼吸停止，大小便失禁；4分钟后脑细胞就会出现不可逆转的损害；如果大于6分钟或者时间更长，存活率仅剩约4%。

4 分钟我们能做什么

　　急救医生指出，在救护车赶来之前，心脏骤停的黄金抢救时间应在4分钟内，如果身边的人能在4分钟内对其进行心肺复苏，将大大提高患者生存概率。

　　当患者突然意识不清，倒地不起时，我们应该如何操作呢？

　　拨打120急救电话，要说明患者的基本情况，以便救护人员随车带相应的药物。与此同时要立即开展救助。

具体步骤如下

　　1.让患者平躺在硬板床或平整的地面上，保持其镇静、舒适。

　　2.使患者头后仰，抬起下颌，打开气道；解开其贴身衣扣，保持其呼吸道通畅。

　　3.检查患者口中是否有异物（如呕吐物），如果有一定要清理出来；如果患者有假牙一定要摘下来，防止其窒息。

　　4.检查患者有无脉搏，可以用手摸患者脖子上的大动脉，如果此时血管不跳，要高度警惕心源性猝死的发生。此时应马上进行心肺复苏。

心肺复苏操作方法

胸外按压

　　找到乳头与胸骨交接处，双手手掌掌根同一方向重叠，十指相扣，手心翘起，手指离开胸壁，双臂伸直，上半身前倾，用手臂的力量持续有节奏地挤压，按压与放松的时间相等，下压深度4~5厘米，放松时保证胸壁完全复位，节律以每分钟100～120次左右为宜，直到脉搏回归正常或急救人员赶到。

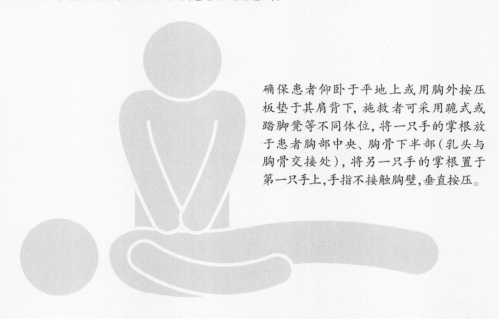

确保患者仰卧于平地上或用胸外按压板垫于其肩背下，施救者可采用跪式或踏脚凳等不同体位，将一只手的掌根放于患者胸部中央、胸骨下半部（乳头与胸骨交接处），将另一只手的掌根置于第一只手上，手指不接触胸壁，垂直按压。

人工呼吸

　　每按压30次后做2次人工呼吸。手放在患者前额，用拇指和食指捏紧患者鼻翼，吸一口气，对准患者口腔，缓慢持续将气体吹入。每次吹气维持1秒钟以上，两次吹气间隔不超过10秒。按压与吹气交替循环，直到患者呼吸恢复正常或急救人员赶到。

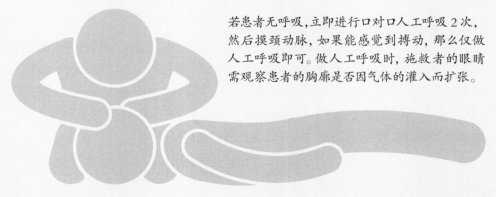

若患者无呼吸，立即进行口对口人工呼吸2次，然后摸颈动脉，如果能感觉到搏动，那么仅做人工呼吸即可。做人工呼吸时，施救者的眼睛需观察患者的胸廓是否因气体的灌入而扩张。

自动体外除颤器，实现"黄金3分钟"

在美国，平均约1分钟就发生一次心脏骤停。心源性猝死是严重威胁现代人生命的一种疾病。要抢救心源性猝死者，必须在最初3~5分钟进行心肺复苏和除颤，每拖延1分钟，生还概率下降10%。

如果时间超过了5分钟，即使患者被抢救过来，也可能是植物人。所以在心源性性猝死急救上，真正体现了"时间就是生命"。但不幸的是，约2/3的心源性猝死都发生在医院外。既然救援时间如此宝贵，当有人在公共场所突发心源性猝死，该如何急救呢？

体外除颤器，跟生命赛跑

等待专业人员的到来显然是来不及的，这就需要现场目击者进行有效的施救。专家认为，在公共场所安装自动体外除颤器，是提高心源性猝死者存活率最好的方法。

自动体外除颤器，又称自动体外电击器，英文缩写为AED，是一种便携式的心脏急救设备。与医院里专业除颤器不同的是，自动体外心脏除颤器只需要短期的培训即可使用，是可供非专业人员使用的、用于抢救心源性猝死患者的傻瓜式心脏除颤设备。该设备非常容易操作，每一步都有语音提示和屏幕显示，简便易行。

美国心脏协会（AHA）认为，学用自动体外除颤器比学心肺复苏更为简单。

🛎 机器本身会自动判读心电图然后决定是否需要电击。

🛎 机器会提醒施救者去按下电击钮。

🛎 全自动的机型甚至只要求施救者替患者贴上电击贴片，它即可自己判断并产生电击。

自动体外除颤器通常配置于有大量人群聚集的地方，如购物中心、机场、车站、饭店、体育馆、学校等处，用于紧急医疗服务。这是继心肺复苏术后，使心脏急救可以推广至大众的重要发明，使用自动体外除颤器，急救有望实现"黄金3分钟"。

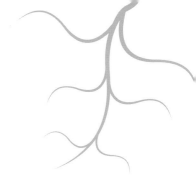

第十章
与"三高"
有关疾病的日常调养

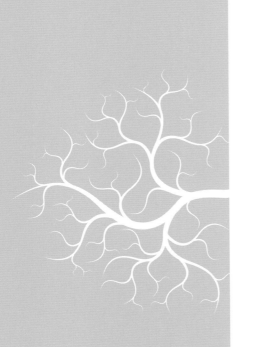

高血压

　　血压是由心脏的水泵作用产生的对血管的压力，是心脏供给身体血液时必不可少的。但是，如果心脏比平时更用力才能把血液输送到手脚末端时，血管所受的压力就会升高，这种现象被称为"血压高"。

　　遗传是高血压的主要原因之一，一般父母患有高血压，那么子女患病的概率为50%左右。中老年人血管弹力减弱，因为糖尿病、高脂血症等疾病，血液黏稠度增高，或因为肥胖，末梢血管受压变高等都会使血压升高。

　　高血压是指以动脉收缩压和（或）舒张压升高，常伴有心、脑、肾和视网膜等器官功能性或器质性改变的全身性疾病。在未使用降压药物的情况下，诊室内测量收缩压≥130毫米汞柱和（或）舒张压≥80毫米汞柱就可以诊断为高血压。高血压控制不好极易引起心、脑、肾等关键器官的损害，对人体健康的危害很大。

血压水平分类表（旧指标）（单位：毫米汞柱）

类别	收缩压	舒张压
理想血压	＜120	＜80
正常血压	＜130	＜85
正常高值	130~139	85~89

高血压（旧指标）（单位：毫米汞柱）

类别	收缩压	舒张压
单纯收缩期高血压	≥140	＜90
1级高血压（轻度）	140~159	90~99
2级高血压（中度）	160~179	100~109
3级高血压（重度）	≥180	≥110

高血压诊断新指南

　　2017年美国心脏协会科学年会上正式发布了《2017AHA/ACC高血压指南》，该指南将高血压定义为≥130/80毫米汞柱，取代以前140/90毫米汞柱的高血压标准。这是自2003年以来首次全面更新美国高血压检测和治疗指南。

收缩压（毫米汞柱）		舒张压（毫米汞柱）	2017AHA/ACC
＜120	且	＜80	正常血压
120~129	且	＜80	血压升高
130~139	或	80~89	1级高血压
≥140	或	≥90	2级高血压

出现哪些症状要怀疑高血压

高血压早期大多无症状，常在体检时被发现。症状的有无或轻重与血压的高低并不一致。据统计，约有一半的高血压患者无明显自觉症状。高血压最常见的三个症状：头痛、头晕、嗜睡或失眠。

头痛部位： 多发生在枕后部或太阳穴的部位。

头痛性质： 跳动性疼痛或仅有头部沉重或压迫感。

头痛原因： 血压升高致脑血管舒缩失调或脑血管痉挛。

其他症状： 头涨、耳鸣、眼花、肢体酸痛麻木、烦躁、健忘、易乏力、口干、尿多、鼻出血等。还有一些患者常常感到手指麻木，或出现蚂蚁爬的感觉，或感到颈部僵硬、背部肌肉酸痛。

原因： 这些症状部分是由血管收缩或动脉硬化，使肢体或肌肉供血不足所致。

血压的昼夜节律性

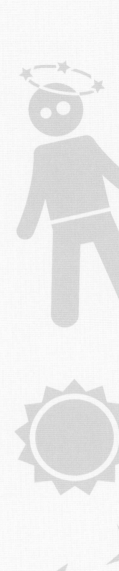

- 血压具有白昼升高，夜晚降低的现象。
- 24小时动态血压监测发现：大多数呈双峰一谷。

  最低谷：半夜2:00~3:00

  第一个高峰：早晨6:00~8:00（"危险时刻"）

  第二个高峰：下午4:00~8:00
- 意义：强调第一次服药应在早晨。

  中效降压药在下午5:00~6:00服第二次。

  短效降压药应在中午12:00和下午5:00~6:00加服。

> 临床证明显示：收缩压下降10~20毫米汞柱或舒张压下降5~6毫米汞柱，可使3~5年内由高血压导致的冠心病、脑卒中等心脑血管疾病死亡率减少20%~40%。

原发性高血压能治愈吗

原发性高血压目前尚无根治方法，主要通过药物、饮食及生活方式调整来进行控制。这三种方式也是高血压的常规治疗原则。

高血压的饮食治疗

高血压是常见的心血管病，是脑血管意外及心肌梗死的重要致病因素之一。防治高血压是防治心血管病和脑血管意外的关键，合理的饮食调配则是防治高血压的重要措施。

1. 首先要控制热量，降低体重

在高血压患者中，肥胖或体型魁梧的较多，过量饮食是引起高血压的诱因之一。人体每天摄入的热量和消耗的热量应保持平衡，摄入的热量过剩，就储存在体内，使人发胖，增加心脏的负担。肥胖者减轻体重后，血管的压力会减轻，有助于降血压。

所以，凡是体重超重者，必须节制饮食。应采用低热量饮食，少食用含脂肪高的食物，如烹调用油、肥肉、油炸食品、糕点、坚果等，把体重减到标准体重水平。体重超重者，要减少原摄入量的20%~30%（相当于每日摄入热量19 270~24 530千焦），争取每周减少体重0.5~1千克。

体重计算公式

公式一：标准体重（千克）= 身高（厘米）-105。例如，一个身高170厘米的男子，标准体重应该是：170（厘米）— 105=65（千克）。超过标准体重值10%为超重，20%以上为肥胖，低于标准体重值20%为消瘦，标准体重值上下浮动10%为正常。

公式二：体重指数(BMI)= 体重（千克）÷ 身高（米^2）。

体型	消瘦	标准	超重	肥胖
BMI（体重指数）	<18.5	18.5~23.9	24.0~29.9	≥30.0

2. 减少碳水化合物的摄入量

高血压合并高脂血症或冠心病患者，则应减少摄入脂肪总量。高血压合并糖尿病患者则应限制热量，减少碳水化合物的摄入量。

3. 选择含不饱和脂肪酸的食物

高血压患者脂肪需求量比正常人略低，每日50克左右（相当于145克猪肉的量），一般脂肪占总热量的25%。要少食用动物脂肪（除鱼油外），因为动物脂肪含饱和脂肪酸过多，可升高胆固醇及血压，与血栓形成有关。应多食用植物脂肪，如豆油、芝麻油、花生油、葵花子油等。植物油含多不饱和脂肪酸较丰富，具有多种食疗功效，如降低血胆固醇；扩张血管，抗凝血，防止血栓形成；因含有较多的亚麻油酸，可增强微血管的弹性，预防血管破裂。

4. 保证蛋白质的摄入量

蛋白质对防治高血压和脑卒中有重要的作用，尤其是植物性大豆蛋白质，对心血管有很好的保护作用，能降低胆固醇。动物性蛋白质则选用鸡蛋蛋白、牛奶、鱼、鸡肉、牛肉、猪瘦肉等，每日以1千克体重1克蛋白质（相当于5克牛肉的量）为宜。另外，牛奶中含有牛奶因子，能抑制胆固醇生成和合成，可选用发酵酸牛奶。

5. 补充钾和钙

钾可以对抗钠的升血压作用，可增强心脏收缩能力，减轻血管阻力。新鲜的蔬菜和水果都含有较多的钾，所以每天都应吃些新鲜蔬菜和水果。

从饮食中摄入钙的量长期不足，就会导致体内缺钙而引发高血压。高血压患者每日的钙供给应保证在800~1000毫克。

6. 控制食盐能防治高血压

大量流行病学调查结果显示，盐摄入量高的地区，血压随年龄增加而上升；盐摄入量低的地区，则很少发生高血压。膳食中约80%的钠盐来自烹调用盐和各种腌制品。中国营养学会建议，每人每日食盐用量应不超过6克。但如果有高血压发生的危险，则每日盐的摄入量不宜超过5克，同时应少吃含钠高的食物，如咸菜、味精等。

高血压患者饮食中的盐摄入量为每日3~5克。这样不仅可以减轻疾病症状，还可以加强药物治疗效果，减少并发症的发生，延缓病情发展。

7. 选择叶酸含量高的食物

叶酸缺乏会导致血液中同型半胱氨酸的含量升高。目前研究认为，血液中同型半胱氨酸增高与多种疾病相关，常见的如高血压、冠心病、脑卒中、糖尿病等。叶酸含量高的食物有新鲜的绿叶蔬菜、瘦肉、内脏等。

8. 其他

戒烟，限酒。饮酒与血压升高有关联，高度、多量、偶尔饮酒会收缩血管，可出现意外。增加运动，每周3次，每次30~60分钟。减轻精神压力，保持心态平和。

降压药物治疗

现在常用的降压药大概有五大类，分别为：

1. 血管紧张素转换酶抑制剂 (ACEI)

该类药物有贝那普利、依那普利、卡托普利等，特点是起效缓慢，但逐渐增强，限制钠盐摄入或联合利尿剂起效迅速、作用增强，对肥胖、糖尿病和靶器官受损的高血压患者有较好的疗效，适合有胰岛素抵抗、糖尿病、左心功能不全、心力衰竭、心肌梗死的患者。同时，ACEI 有利于防止肾病进展，但不可用于孕妇。肾功能衰竭患者慎用。

2. 血管紧张素 II 受体拮抗剂 (ARB)

此类药物如氯沙坦、缬沙坦、奥美沙坦等，特点是起效缓慢，但持久而平稳，限制钠盐摄入或联合利尿剂可使这些药物的疗效明显增强。剂量增大作用增强，本类药直接与药物有关的不良反应少。ARB 的治疗对象和禁忌证与 ACEI 相同，是后者不良反应的替换药。

3. 钙拮抗剂

如硝苯地平、氨氯地平、非洛地平、拉西地平等都属于钙拮抗剂，特点是起效迅速，强力，降压疗效和降压幅度较强，疗效与剂量成正比。钙拮抗剂对老年患者降压效果较好，对嗜酒患者也有显著降压作用，可用于合并糖尿病、冠心病和外周血管病患者，长期使用有抗动脉粥样硬化作用。不良反应是引起心率增快，面部潮红，头痛，下肢水肿，牙龈增生。心力衰竭患者禁用。

4. β 受体阻滞剂

此类药物常见的有比索洛尔、美托洛尔缓释片、美托洛尔普通片、阿罗洛尔、阿替洛尔等。特点是起效较迅速，强力，适用于高血压伴心绞痛、心肌梗死、心衰、快速心律失常、青光眼和怀孕的患者，但如果有哮喘或周围血管病则不宜用。同时该类药物还会影响糖脂代谢，可增加糖尿病发病风险。

5. 利尿剂

如氢氯噻嗪、吲达帕胺、阿米洛利等都属于利尿剂，特点是降压起效较平稳，缓慢，持续时间较长，降低收缩压的作用优于舒张压，更适合老年单纯收缩期高血压患者或有心衰表现的患者。利尿剂应用中要注意避免血钾过低，如果同时伴有高尿酸血症或痛风以及血糖高的情况，一定要告知医生，避免使用这类药物。

联合用药

当一种药物降压效果不佳时，可以采用多种药物联合用药的做法，而不是加大药物的用量。比如，两种药物联合使用：钙拮抗剂+ACEI 或 ARB；ACEI 或 ARB +利尿剂；钙拮抗剂+β 受体阻滞剂；钙拮抗剂+利尿剂。如果血压控制不佳，可以采用三种药物联合，如钙拮抗剂+ACEI 或 ARB+利尿剂。

高血压药物的使用一定要在专业医生的指导下进行。

高血压值得注意的几个问题

1. 如果不采取合理措施，高血压很少能自行缓解，只会越来越严重。

2. 发现高血压后必须看心血管科医生，由医生决定是否服用药物，服用哪种药物。

3. 按照医嘱，有些高血压的治疗需要终身服药，自己随便停药、换药，是非常危险的行为。

4. 劳逸结合，注意休息和主动缓解工作压力。每当工作非常疲劳或紧张之后，要给身体留下放松和调整的时间。

5. 生活要规律，娱乐要适度。

高血压食疗方

1.带红衣的花生米,在醋中密封浸泡1周,每晚临睡前嚼碎吞服2~4粒,连服7天为一个疗程。

2.香蕉皮或香蕉果柄30~60克,水煎服。

3.芹菜500克,水煎,加适量糖,按需饮用。

高血压茶疗方

山楂

山楂所含的成分可以促进消化、降低血脂、扩张血管、降低血压,可以在饭后泡水服用。

玉米须

玉米须泡水饮用,每次25克,一日数次,具有一定的利尿作用,由此可以有助于降血压。另外,传统观点认为此方还能够止血、止泻和健脾胃。

荷叶

荷叶可扩张血管,清热解暑,具有降压、减肥的作用。常用的方法是将鲜荷叶洗净切碎,加适量水煎,放凉后代茶饮用。

葛根

葛根轻扬发散,开腠理以发汗,升津液以除热。除通过调节血管的舒缩功能来达到降压外,还能清热、安神、强心。

枸杞子

枸杞子为滋养肝肾、明目之佳品,有降低血压、降低胆固醇和防止动脉粥样硬化的作用。一般每日可取30克,泡水服用即可。

槐花

槐花用开水浸泡后代茶饮用,有治疗高血压的效果。此外,槐花有凉血、止血的作用,是治疗痔疮出血的良药。

糖尿病

正常情况下，人体的糖分应该得到有效控制，不应该从小便排出，但糖尿病是人体的糖分通过小便排出体外。这是因为胰岛素分泌不足或分泌不畅通，人体不能有效地消耗血糖，血液中的血糖浓度升高，从而引发糖尿病。

除了遗传因素以外，后天因素是造成糖尿病的主要原因，比如过多地食用快餐食品或含糖量高的食物、运动不足、肥胖、精神压力比较大等。吃很多糖未必会得糖尿病，但摄入糖过多容易引起肥胖，增加患糖尿病的概率。

糖尿病血糖控制不好时对血管的损伤非常大，血管的损伤包括微血管病变和大血管病变。严重的微血管病变包括失明和肾功能衰竭；而严重的大血管病变会导致动脉粥样硬化，造成主动脉、冠状动脉、脑动脉、肾动脉和肢体动脉供血不足，引起冠心病、缺血性或出血性脑血管病、肾功能不全及肢体坏疽等。

血糖值标准

分类	空腹血糖（毫摩尔/升）	OGTT[1]2小时血糖（毫摩尔/升）
正常范围	4.4~6.0	< 7.8
糖尿病前期	6.1~7.0	7.8~11.1
糖尿病[2]	> 7.0	> 11.1

注

① OGTT：口服葡萄糖耐量试验。若出现空腹血糖增高，或糖耐量减低，都需再做口服葡萄糖耐量试验2小时的血糖，才能判断是否为糖尿病。

②糖尿病：糖尿病诊断还有一种方式为随机血糖，其采用的标准是任何一次血糖检测，血糖值超过11.1毫摩尔/升，并且伴随糖尿病症（如多尿、口渴或不能解释的体重减轻），即可诊断为糖尿病。

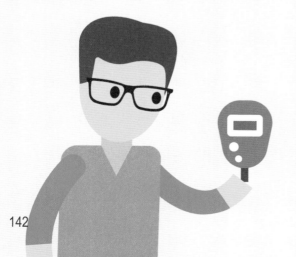

血糖监测

一旦确诊为糖尿病，患者应自备血糖仪在家自行监测指血血糖。良好的监测可以客观地反映饮食及药物治疗的效果，也可以及时发现问题、及时就医。

出现这些症状要怀疑得糖尿病

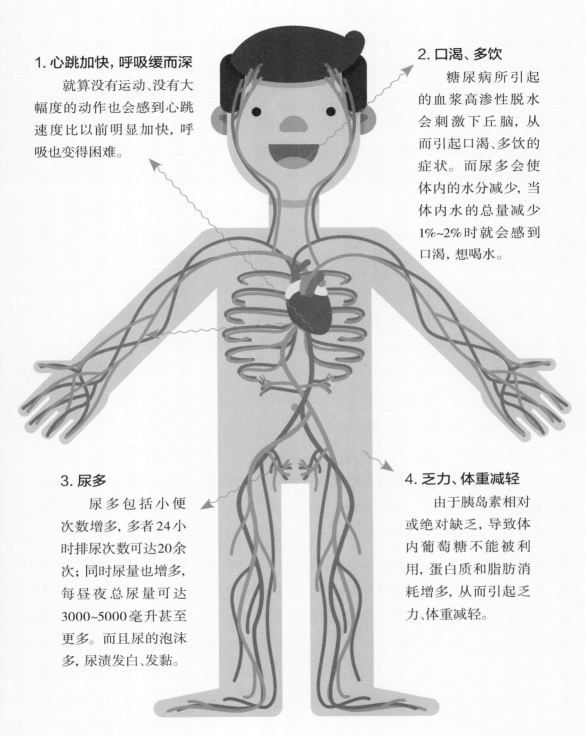

1. 心跳加快，呼吸缓而深

就算没有运动、没有大幅度的动作也会感到心跳速度比以前明显加快，呼吸也变得困难。

2. 口渴、多饮

糖尿病所引起的血浆高渗性脱水会刺激下丘脑，从而引起口渴、多饮的症状。而尿多会使体内的水分减少，当体内水的总量减少1%~2%时就会感到口渴，想喝水。

3. 尿多

尿多包括小便次数增多，多者24小时排尿次数可达20余次；同时尿量也增多，每昼夜总尿量可达3000~5000毫升甚至更多。而且尿的泡沫多，尿渍发白、发黏。

4. 乏力、体重减轻

由于胰岛素相对或绝对缺乏，导致体内葡萄糖不能被利用，蛋白质和脂肪消耗增多，从而引起乏力、体重减轻。

糖尿病的治疗原则："五驾马车"

糖尿病治疗的直接目标是把血糖控制好，而控制好血糖的目的是避免出现急性和慢性的与糖尿病相关的并发症，如高血糖导致的高渗性非酮症糖尿病昏迷、酮症酸中毒、乳酸酸中毒、低血糖、视网膜病变、糖尿病肾病、冠心病等。

饮食、运动、健康教育、自我监测和药物是糖尿病治疗中的"五驾马车"，患者要想获得良好的生活质量，"五驾马车"缺一不可。

"第一驾马车"——饮食治疗

糖尿病的饮食治疗是需要终身坚持的，饮食治疗是糖尿病治疗"五驾马车"中最重要的一匹马。饮食治疗是用科学的饮食方法来保护胰岛细胞的功能，用合理的膳食搭配有效地控制血糖、血脂、血压，预防和延缓其并发症的发生及发展。在饮食治疗的同时给患者提供合理的营养，维持其正常的体重，增加对疾病的抵抗能力，使患糖尿病的人也享有同正常人一样的生活质量。

"两高、四低、一平"

"两高、四低、一平"是由世界卫生组织倡导的饮食法。要求科学计算饮食中各种营养成分的含量，做到饮食均衡，提倡多吃蔬菜、水果，少吃糖类和脂肪类食物，最终使血糖、血脂达到或接近正常水平，防治或延缓各种糖尿病并发症的形成。

"两高"：高复合碳水化合物(如谷类、豆类、大多数水果和蔬菜，血糖生成指数低)、高膳食纤维。

"四低"：低糖、低盐、低脂、低胆固醇。

"一平"：中等蛋白质。

限制总热量，控制体重

糖尿病饮食治疗最重要的方面是控制体重，这就需要控制每天所进食的总热量，同时进行每餐热量的合理分配，以达到控制体重同时提供足够营养的目的。

对于成年人来说，要保持一个合理的体重，设法不让体重增加，需要控制饮食中能够增加体重的成分，如主食、油脂等。

饮食要清淡、低脂、少盐。

水果可以吃，但严格限量。

不吃糖及甜食，限制饮酒，坚决戒烟。

选择高膳食纤维食物，以利于控制餐后血糖，还能通便，降低体重。

每餐摄入的食物种类要均衡多样，应同时包括主食（应注意粗细粮搭配）、肉类、蔬菜三大部分。

摄入足够的矿物质、维生素和微量元素，糖尿病患者可以通过摄入适量的蔬菜和粗粮来补充。

少量多餐，定时、定量、定餐，养成良好的饮食习惯，是控制血糖的关键。

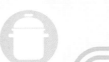

烹调方法少油炸，以蒸、煮、焖、炖为主。

多饮水，坚持每天6~8杯。

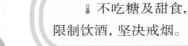
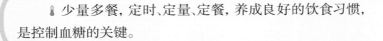

"第二驾马车"——运动治疗

糖尿病的运动治疗与饮食治疗一样，也是糖尿病治疗中不可或缺的重要部分，是糖尿病的基础治疗。运动对于身体的好处是不言而喻的，对糖尿病患者更是如此。

🌡 运动可增加胰岛素的敏感性，消耗身体内过多的糖原，降低血糖。

🌡 运动可减少脂肪，维持体重，降低血脂，减少心血管疾病等并发症的发生。

🌡 运动可增强抵抗力，减少感染性疾病的发生。

🌡 此外，运动可以改善睡眠状态，增加骨密度，释放生活压力，缓解紧张情绪。

糖尿病患者的运动建议

糖尿病患者的运动可从以下几方面来考虑：

1. 运动种类

运动种类由年龄及个人身体状况来决定。年龄较大的患者可以采用散步、太极拳、保健体操、游泳等方式；年轻的患者可选择的运动种类更多，除前面所说的外，各种球类、登山、跑步、远足、骑自行车等都可尝试。

2. 运动强度

运动强度可以用心率来衡量。一般来讲，每个人的运动强度与年龄是有关系的。年轻人可以强度高一些，这样运动时或运动后的心率就快一些；老年人运动时就要"悠着点儿"，运动后的心率跟年轻人是有所差别的。

我们可以用一个简单的公式来计算：一个人的最大心率大约是220减去年龄，运动时达到最大心率的65%~85%比较好。如40岁的中年人，运动时的心率应控制在117~153次/分钟；60岁以上的老年人，运动时的心率应控制在104~136次/分钟。

3. 运动持续时间

比较剧烈的运动一般持续20分钟左右就可以休息一下，如果是比较温和的运动，则持续40~60分钟也完全可以。这只是泛泛而谈，在具体运动时坚持多长时间，要依照自己当时的身体感觉。如果感觉很轻松，则可以多运动一些时间；如果感觉疲劳甚至吃力，就不要太过勉强。采用能够长期坚持的运动量是最适合自己的。

4. 运动频率

运动不能贮存，所以我们应该每天都要运动，也可以平时坚持做一些比较平缓的运动，如走路；每周做1~3次相对剧烈的运动，以锻炼肌肉的力量。

"第三驾马车"——健康教育

早在1995年，国际糖尿病联盟就对糖尿病的防治提出了"减轻因为对糖尿病无知而付出的代价"的口号。在此之前，对糖尿病的知识匮乏使很多人付出了惨痛的代价。糖尿病知识如果真的做到全民普及，那对糖尿病的防治将是极大的帮助。

糖尿病的并发症与高血糖成正相关。据美国疾病控制中心估测，50%~80%的糖尿病并发症，可以通过适当的健康教育而达到预防的目的；他们还观察到，通过糖尿病教育，可显著减少患者截肢的比例。接受糖尿病教育还可以提高患者的生活质量。接受糖尿病教育的同时可结识许多"病友"，进行"抗糖"经验的交流以及各种"病友"的联谊活动，随着社会活动的扩展，心情舒畅，身体健康及心理健康指数均增加。

"第四驾马车"——自我监测

糖尿病患者的饮食与血糖值密切相关，餐前与餐后的血糖监测是对药物和饮食控制好坏进行检验的"黄金指标"。由于食物的多样性，并且每一种食物都有较多的烹饪方式，因此，现实生活中很难按部就班地照一个标准来进行饮食，这样就给血糖控制带来了极大的困扰。所以，在进行糖尿病营养饮食治疗的同时，必须依靠血糖监测来观察饮食控制的有效性，此时自我血糖监测就显得尤为重要。同时血糖监测还可以帮助患者摸索出适合自己的饮食管理方案，让患者放心地享受美食。

"第五驾马车"——药物治疗

糖尿病的药物治疗有口服降糖药和胰岛素两大类。

胰岛素及其类似物

胰岛素按作用时间可分为：短效胰岛素、中效胰岛素、长效胰岛素。此外，还有预混胰岛素及胰岛素类似物等。

胰岛素及胰岛素类似物是控制血糖的"终极杀器"，对1型和2型糖尿病都奏效，对肝肾功能无不良影响。所有不适合用口服降糖药的糖尿病患者（如1型糖尿病、妊娠糖尿病、糖尿病酮症酸中毒、肝肾功能不全等）均可采用胰岛素及其类似物治疗。但与此同时，使用胰岛素使低血糖风险相对增高，还容易导致体重增加。个别患者注射部位出现皮肤过敏或脂肪萎缩，注射给药远不如口服给药来得方便。口服药及胰岛素的使用均需要在专业医生的指导下进行。

目前常用的口服降糖药

1. 双胍类

以二甲双胍为主的双胍类主要通过减轻胰岛素抵抗，促进外周组织对葡萄糖的利用，通过抑制肝糖输出来降低血糖。

2. 格列奈类

格列奈类属于新一代促胰岛素分泌剂，可与其他各类口服降糖药物及基础胰岛素联合使用。

3. 磺脲类

磺脲类降糖药是使用最早、应用最广的口服降糖药，主要通过刺激胰岛分泌胰岛素，增加体内胰岛素水平来降低血糖。

4. α-糖苷酶抑制剂

主要通过延缓碳水化合物的吸收来降低血糖（尤其是餐后血糖），非常适合以碳水化合物为主食的中国患者，可与饮食、运动及其他降糖药物联合使用。用法为进餐时与第一口主食同时嚼服。

5. 胰岛素增敏剂

胰岛素增敏剂根据其化学结构又称噻唑烷二酮（TZD）类口服降血糖药物。常见的胰岛素增敏剂有曲格列酮、吡格列酮、环格列酮和罗格列酮等。

6. 其他

此外，目前还有很多新型的降糖药，如二肽基肽酶4(DPP-4)抑制剂、钠-葡萄糖协同转运蛋白2(SGLT-2)抑制剂、胰高血糖素样肽-1(GLP-1)受体激动剂等。

降糖中成药

中医学在治疗糖尿病方面也有一定的方法，通过"滋阴、活血、补肾"来改善糖尿病症状。中成药的优点是造成低血糖的风险小，不会增加体重。但中药存在降糖作用弱、治疗效果不明显的问题，目前作为西药治疗的辅助方式。

糖尿病茶疗方

人参

人参能大补元气、固脱生津，小剂量饮用可以补虚调气、宁心安神、恢复体力。研究证明，人参有降低血糖、尿糖的功效，能改善糖尿病患者全身虚弱的症状，并对并发性心血管疾病有一定的防治作用。取适量人参和黄芪，用开水冲泡饮用，可以改善血液循环，调节糖代谢。

蚕蛹

据研究表明，蚕蛹对机体糖、脂肪代谢能起到一定的调整作用。对糖尿病、高血压、高脂血症、慢性肝炎及营养不良患者均有一定的辅助治疗功效。取30克蚕蛹、120毫升黄酒、250毫升清水，一起倒入锅中熬制，待汁液浓缩到120毫升左右时关火，过滤掉蚕蛹和残渣，取汁液饮用。

普洱茶

普洱茶有健脾消食、化解油腻、降糖降脂的功效，适合脾胃虚寒、腹部肥胖、便秘的"三高"患者，特别适合在吃完肉类等比较油腻的食物之后饮用。

葛根

葛根中的葛根素可提高胰岛素敏感性，减轻胰岛素抵抗并清除自由基，进而降血糖。取葛根干品3~5克，放入杯中倒入沸水，盖上盖焖泡10分钟后即可饮用。

高脂血症

　　血脂是血液中所含脂类物质的总称。血液中的脂类主要包括甘油三酯、磷脂、胆固醇和游离脂肪酸。血液中大部分胆固醇是人体自身合成的，少部分是从饮食中获得的。甘油三酯恰恰相反，大部分是从饮食中获得的，少部分是人体自身合成的。

　　正常成年人血浆脂类含量相对稳定，有一定的波动范围。血脂水平也易受非疾病因素的影响，如某人平时空腹血脂正常，现在吃了猪油炒蛋，2小时后到医院去抽血检查血脂，就会发现此时的血脂水平比平时空腹水平高出许多。但是这种膳食所造成的影响只是暂时的，通常在3~6小时之后血脂即趋于正常。这就不难理解到医院检查血脂时，医生要求你在检查前一天晚餐后，不要再吃其他东西，空腹超12小时后再抽血了。

血脂异常的临床表现

　　🌡 早期：无临床表现。

　　🌡 遗传性高脂血症：可出现脂性视网膜、皮肤黄色斑。

　　🌡 长期：出现脂肪肝、血液黏稠度高、脑供血不足、动脉粥样硬化。

血脂异常的诊断

　　高脂血症在临床术语中统称为血脂异常，主要包括血浆中胆固醇和（或）甘油三酯升高，也包括高密度脂蛋白胆固醇降低。有高胆固醇血症、高甘油三酯血症、低高密度脂蛋白血症三种中的一种即判断为血脂异常。

血脂合适水平和异常分层标准［毫摩尔 / 升（毫克 / 分升）］*

项目	合适水平	边缘水平	升高/降低
总胆固醇（TC）	< 5.2（200）	≥5.2（200）且<6.2（240）	≥6.2（240）
甘油三酯（TG）	< 1.7（150）	≥1.7（150）且<2.3（200）	≥2.3（200）
低密度脂蛋白（LDL-C）	< 3.4（130）	>3.4（130）且<4.1（160）	≥4.1（160）
高密度脂蛋白（HDL-C）	/	/	<1.0（40）

*中华医学会,中华医学会杂志社,中华医学会全科医学分会,等.血脂异常基层诊疗指南(2019年)[J]中华全科医师杂志, 2019, 18(5): 406-416.

高脂血症的危害

　　血脂是人体中一种重要物质，有非常重要的功能，但是人体内的血脂含量不能超过一定的范围，否则会对健康造成危害。

　　血脂异常是导致心脑血管事件发生及死亡的重要原因。人体内胆固醇水平升高往往伴随死亡率增加，总胆固醇水平升高的患者，冠心病死亡的相对危险性为总胆固醇水平正常患者的4倍以上。

　　🌡 体内血脂过高的直接损害是加速全身动脉粥样硬化，因为全身的重要器官都要依靠动脉供血、供氧，一旦动脉被粥样斑块堵塞，就会导致严重后果。

　　🌡 大量研究资料表明，高脂血症是导致脑卒中、冠心病、心肌梗死、心源性猝死等疾病独立而重要的危险因素。

　　🌡 高脂血症也是导致高血压、糖耐量异常、糖尿病的一个重要危险因素。高脂血症还可导致脂肪肝、肝硬化、胆石症、胰腺炎、眼底出血、失明、周围血管疾病、跛行、高尿酸血症等疾病。

　　🌡 高脂血症是导致心脑血管疾病的元凶，发病率高，因为不会出现明显不舒服的感觉，往往不能及时发现。但长期不治疗会导致冠心病、脑卒中、高血压等疾病，并出现相应症状，后果非常严重。

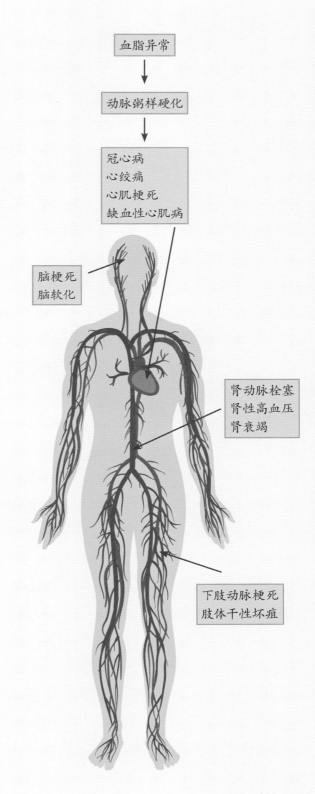

血脂异常

动脉粥样硬化

冠心病
心绞痛
心肌梗死
缺血性心肌病

脑梗死
脑软化

肾动脉栓塞
肾性高血压
肾衰竭

下肢动脉梗死
肢体干性坏疽

高脂血症的分类

分类	总胆固醇 （TC）	甘油三酯 （TG）	高密度脂蛋白胆 固醇（HDL-C）
高胆固醇血症	增高		
高甘油三酯血症		增高	
混合型高脂血症	增高	增高	
低高密度脂蛋白血症			降低

哪些人必须进行调脂治疗

　　冠心病及糖尿病患者必须进行调脂治疗。对于某些高危者，因其低密度脂蛋白胆固醇（LDL-C）浓度高或因存在多项危险因素，需要考虑进行药物降脂治疗。近期的临床试验显示，降LDL-C药物能减少短期的主要冠脉事件发生和冠心病患者死亡。

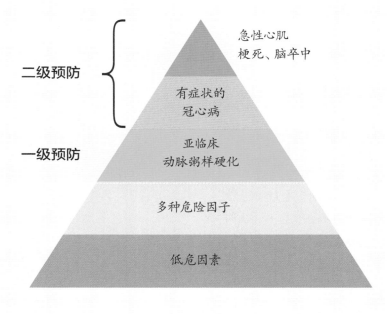

调脂治疗的目标人群

高脂血症的饮食治疗

当血脂升高时,首先应使用非药物干预措施,包括饮食控制、减轻体重、减少饮酒、戒烈性酒等。饮食治疗和生活方式改善是治疗血脂异常的基础措施。无论是否进行药物调脂治疗,都必须坚持控制饮食和改善生活方式。

控制饮食,保持合理体重

肥胖是血脂代谢异常的重要危险因素,维持健康体重有利于血脂的控制。在满足每日必需营养和总热量的基础上,应将体重控制在正常范围。对于我们中国人来说,体重指数BMI(详见本书第136页)在18.5~23.9属于正常。

限制脂肪的摄入,过量的脂肪会增加体重及血脂水平。食物中的脂肪主要来源是烹调用油、肥肉和坚果。烹调用油每天不超过25克(2汤匙);不吃肥肉;严格控制坚果的量,每天不超过25克。饱和脂肪酸主要来源于畜肉的脂肪以及各种糕点和油炸食品中的脂肪,应避免食用此类食物。尽量避免摄入反式脂肪,反式脂肪主要存在于人造奶油、人造黄油等制成的食品中。脂肪摄入应优先选择富含 ω –3多不饱和脂肪酸的食物,如深海鱼、鱼油、植物油。

限制胆固醇摄入

建议每日摄入胆固醇少于300毫克,尤其是已经有动脉粥样硬化或冠心病的患者,并多选用植物油、鱼类、粗粮、蔬菜、水果等,少食胆固醇含量高的食物,如动物心、肝、肾、脑,蛋黄,鱿鱼,动物油等。

多吃新鲜的蔬菜和水果

蔬菜和水果中所含的一些植物化合物对"三高"有一定的预防和控制作用。特别是深颜色的果蔬,如红色、黄色、深绿色、紫色等,可以多选用。

主食的摄入量不宜太多

一般非体力劳动且运动量不大的人，每日200~300克主食基本可以满足需要。最好不要全部吃细粮，尽量多选粗粮，以谷类、薯类和全谷物为主，保证食物中膳食纤维的摄入量。糖（含调味用的糖、零食中添加的糖等）的摄入量不要超过全天总热量的10%，如果有糖尿病则最好不吃糖类制品。糖的来源应以淀粉类食物（米面、杂粮）为主，少食果酱、糖果、糕点等甜食。

戒烟限酒饮茶

完全戒烟和有效避免吸入二手烟，有利于预防动脉粥样硬化和冠心病，并且有助于升高高密度脂蛋白胆固醇的水平。

目前有研究显示，中等量的饮酒可以升高高密度脂蛋白胆固醇的水平。但与此同时，即使少量饮酒也可使高脂血症患者的血脂水平进一步升高。所以提倡限制饮酒。

适当多饮茶。因茶中含有茶多酚，可增加血管的弹性和渗透能力。

多运动

建议每周进行5~7天、每次30分钟中等强度的运动。对于动脉粥样硬化和冠心病患者应先看心内科医生，进行运动负荷试验，充分评估其安全性后，再进行身体活动，以防发生危险。

降脂食物大搜罗

大豆

大豆及其制品含有丰富的不饱和脂肪酸、维生素E和卵磷脂，可降低血脂中的胆固醇，还具有减肥和预防动脉粥样硬化的作用。

海带

海带有助于清除附着在人体血管壁上过多的胆固醇；海带中的可溶性膳食纤维能调理肠胃，促进胆固醇的排泄，控制胆固醇的吸收。

黄瓜

黄瓜具有促进肠道腐败物排泄和降低胆固醇的作用。

大蒜

大蒜粉剂制品可以使血液中的胆固醇降低约8%，而新鲜的大蒜和大蒜提取物则可降低约15%。大蒜素还具有抗肿瘤特性，能预防动脉粥样硬、降低血糖血脂等。

洋葱

除降低血脂外还可预防动脉粥样硬化，对动脉血管有保护作用。

牛奶

能抑制人体内胆固醇合成酶的活性，从而抑制胆固醇的合成，降低血胆固醇的含量。此外，牛奶中含有较多的钙，也可降低人体对胆固醇的吸收。

香菇

香菇中含有降低血脂的有效成分，能降低血胆固醇，防止动脉粥样硬化和血管变性。

玉米

含有丰富的钙、镁、硒等矿物质以及卵磷脂、亚油酸、维生素E，具有降低胆固醇的作用。

生姜

生姜内含有一种类似水杨酸的有机化合物，是血液的稀释剂和防凝剂，对降血脂、降血压、防止血栓形成有很好的作用。

苹果

含有丰富的果胶，能降低血液中胆固醇的浓度，还具有防止脂肪聚集的作用。苹果中的果胶还能与其他降胆固醇的物质如维生素C、果糖、镁等结合成新的化合物，从而增强降血脂效能。

鸡蛋

蛋黄中的卵磷脂是一种很强的乳化剂，可以使胆固醇和脂肪乳化成极细的颗粒，从血管中排出，为机体组织所利用，从而降低血脂。

燕麦

含丰富的膳食纤维、维生素E等，有明显的降低血胆固醇、甘油三酯及β脂蛋白的作用，并能升高血清高密度脂蛋白，有助于改善原发性或继发性高脂血症。

鱼（深海鱼）

含有人体必需的多种不饱和脂肪酸，适量食用有助于降低血脂。

空心菜

空心菜能降低胆固醇、甘油三酯，具有降脂、减肥的功效。

韭菜

含挥发性精油及硫化物，有防止动脉粥样硬化作用。

茄子

富含维生素P，能增强细胞黏着力，降低血胆固醇，提高微细血管弹性，有降脂、活血、通脉的作用。

调整饮食结构才能更好地降脂

对防治高脂血症而言，某种单一的食物即使是有效果的，它的重要性也比不上调整饮食的整体结构。日常饮食结构对血脂的影响更为持久和有效。

高脂血症的药物治疗

血脂异常的治疗,主要是为了防治冠心病,所以应根据患者是否已有冠心病或有无心血管疾病危险因素等,结合其血脂水平,决定治疗措施及血脂的目标水平。多数指南主张将冠心病患者的低密度脂蛋白胆固醇(LDL-C)降至低于2.6毫摩尔/升(100毫克/分升)作为目标值。常用的降脂药物包括两大类:主要降低胆固醇的药物和主要降低甘油三酯的药物。

主要降低胆固醇的药物

降低胆固醇的药物能够抑制肝细胞内胆固醇的合成,减少肠道内胆固醇的吸收以及加速坏胆固醇的分解代谢。主要包括他汀类药物、胆酸螯合剂、胆固醇吸收抑制剂等。

他汀类药物

如洛伐他汀、辛伐他汀、普伐他汀等。他汀类药物是当前防治高胆固醇血症和动脉粥样硬化性疾病非常重要的药物,是目前临床上应用最广泛的一类降脂药。使用他汀类药物时,要检测谷丙转氨酶(ALT)、谷草转氨酶(AST)和肌酸激酶(CK),治疗期间定期监测复查。

胆酸螯合剂

如考来烯胺、考来替泊、考来维仑等。临床试验证实,这类药物能降低主要冠脉事件的发生率和冠心病死亡率。胆酸螯合剂常见不良反应有胃肠不适、便秘。此类药物的绝对禁忌证为异常 β 脂蛋白血症TG>4.52毫摩尔/升(400毫克/分升);相对禁忌证为TG>2.26毫摩尔/升(200毫克/分升)。

胆固醇吸收抑制剂

如依折麦布、普罗布考等。最常见的不良反应为头痛和恶心。需与他汀类药物合用。

其他

如脂必泰、多甘烷醇等降低胆固醇药物。

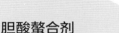

主要降低甘油三酯的药物

1. 贝特

如非诺贝特片、微粒化非诺贝特、吉非贝齐、苯扎贝特等。贝特类药物可能延缓冠状动脉粥样硬化的进展,减少主要冠脉事件的发生。此类药物的常见不良反应为消化不良、胆石症等,也可引起肝酶升高和肌病。绝对禁忌证为严重肾病和严重肝病。由于贝特类单用或与他汀类合用时也可发生肌病,因此应用贝特类药物时也需监测肝酶与肌酶。

2. 烟酸

属于B族维生素,大剂量使用时具有降低甘油三酯、胆固醇、低密度脂蛋白胆固醇以及升高高密度脂蛋白胆固醇的作用。烟酸的常见不良反应有颜面潮红、高血糖、高尿酸(或痛风)、上消化道不适等。这类药物的绝对禁忌证为慢性肝病和严重痛风;相对禁忌证为溃疡、肝毒性和高尿酸血症。

3.高纯度鱼油制剂

鱼油主要成分为 ω -3脂肪酸,有降低甘油三酯的作用。

联合用药

与治疗高血压的药物一样,调脂药物也可以联合应用,如他汀类与贝特类联合应用、他汀类与依折麦布联合应用、他汀类与 ω -3脂肪酸联合应用等。调脂药物的使用一定要在专业医生的指导下进行。

高脂血症茶疗方

灵芝

灵芝单用或与调节血脂药合用都能很好地降低血胆固醇、低密度脂蛋白胆固醇和甘油三酯,并能提升高密度脂蛋白胆固醇。同时,它还有降低全血黏稠度和血浆黏稠度,改善血液流变学障碍的作用。可选用10%灵芝酊,每日服用3次(10毫升/日),一个月为一疗程。

山楂

山楂含有机酸和维生素C,可调节脂质代谢,促进体内脂质的转化与排泄,显著降低血胆固醇及甘油三酯水平。每日取山楂适量,用水煎服,一个月为一疗程。

决明子

决明子除了有清热明目、润肠通便的功效外,还具有降血脂、抗动脉粥样硬化的作用。决明子所含的决明素不仅有降压效果,还可降低体内的血胆固醇含量,降低血小板聚集,防止粥样硬化斑块的形成。平时可以与夏枯草一起煎水饮用,但决明子性寒不宜长期服用。

菊花

菊花能入药治病,久饮菊花茶能令人长寿,还具有散风清热、平肝明目的功效。菊花中含有丰富的黄酮类、萜类化合物及有机酸等化学成分。菊花中的黄酮类物质具有扩张血管、增加血流量、调节血脂的功效,还可以预防心脑血管疾病、高血压及脂肪肝。常用开水泡饮,有利于降脂。

茶叶

研究表明,各种茶叶均有降低血脂、促进脂肪代谢的作用,其中绿茶的降血脂作用最好。因此,高脂血症患者可以适量多喝茶。

动脉粥样硬化

人的身体是离不开血液的，血液在血管中流动是否通畅直接关系到身体是否健康，血管会随年龄的增长而逐渐老化，血管弹性会变差，血管堵塞会造成动脉粥样硬化。

动脉粥样硬化是动脉硬化中最常见的一种。动脉粥样硬化是一种炎症性、多阶段的退行性复合性病变，会导致受损的动脉管壁增厚变硬、失去弹性、管腔缩小。由于动脉内膜聚集的脂质斑块外观呈黄色粥样，故称为动脉粥样硬化。

早期轻度的动脉粥样硬化经过合理饮食及生活方式调整可以消退，中重度的动脉粥样硬化虽然不可能完全消退，但经过积极的治疗和调整可以延缓和阻止病情进展，改善器官供血不足的情况。

动脉粥样硬化的症状

动脉粥样硬化的一般表现是脑力和体力的衰退，轻者会出现头晕、头痛、记忆力下降等，重者可发展为认知功能障碍。如果动脉粥样硬化不能得到足够的重视，它可能会为身体带来严重后果，如冠心病或脑卒中。

动脉粥样硬化的危害

各种动脉粥样硬化的共同特点是动脉管壁增厚变硬、失去弹性、管腔缩小。血脂异常、高血压、糖尿病和糖耐量异常、吸烟、肥胖、家族史等都是动脉粥样硬化发生的危险因素。

动脉粥样硬化造成动脉管腔变窄，血流量减少或血栓形成，影响器官和组织的供血，受累的器官和组织缺血导致功能衰退。如冠状动脉粥样硬化可引起冠心病，颅脑动脉粥样硬化会造成脑供血不足或脑萎缩，肾动脉粥样硬化可造成肾脏萎缩甚至肾功能衰竭，肠系膜动脉粥样硬化会引起消化不良、腹泻甚至肠壁坏死。

动脉粥样硬化的演变及影响

正常动脉	脂肪线	动脉粥 样硬化	动脉粥样硬 化局部症状	血管闭塞

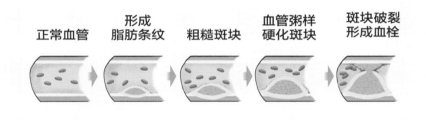

血管内有脂肪及胆固醇积聚，情况就像水渠淤塞一样，阻碍血液正常流动。

正常血管	形成 脂肪条纹	粗糙斑块	血管粥样 硬化斑块	斑块破裂 形成血栓

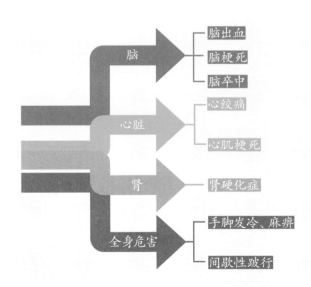

脑 —— 脑出血
脑梗死
脑卒中

心脏 —— 心绞痛
心肌梗死

肾 —— 肾硬化症

全身危害 —— 手脚发冷、麻痹
间歇性跛行

盘点与动脉粥样硬化有关的营养素

目前的研究表明：所有膳食营养素都和动脉粥样硬化的发生和发展有关。

热量、碳水化合物

热量、碳水化合物摄入量过高使脂肪堆积导致肥胖，从而增加冠心病、糖尿病、高血压等疾病发病率。

矿物质

钙：合理摄入可降低血胆固醇。

镁：缺乏易发生血管硬化和心肌损害。

铬：缺乏可致血胆固醇增加。

铜：缺乏可致血胆固醇增加。

锌：高锌可降低血中高密度脂蛋白含量。

铁：高铁可引起心肌损伤。

碘：可减少胆固醇在动脉壁沉着。

硒：缺乏可增加动脉粥样硬化的危险性。

脂类

膳食中含饱和脂肪酸、反式脂肪酸和胆固醇可升高血脂，增加动脉粥样硬化发病的危险性。不饱和脂肪酸（单、多）、磷脂可降低血脂，有利于防止动脉粥样硬化。

膳食纤维

膳食纤维的摄入量与冠心病的发病率和死亡率呈显著负相关。可溶性膳食纤维有一定黏度，可使胃内容物黏稠度增加，从而阻碍脂肪酸和胆固醇的吸收，使血胆固醇降低。膳食纤维可增加胆汁酸的排出量，从而间接促进肝脏中胆固醇向胆汁酸转化，使血胆固醇降低。

蛋白质

动物性蛋白质升高血胆固醇。植物性蛋白质不升高血胆固醇。

维生素

维生素E、维生素C有抗氧化作用，可清除自由基而保护多不饱和脂肪酸免受损伤，可捕捉自由基，防止不饱和脂肪酸的脂质过氧化反应。

维生素B_6、维生素B_{12}、泛酸、维生素A类、类胡萝卜素等都可抑制体内脂质过氧化，减少脂质在血管内壁的沉积。

叶酸、维生素B_6、维生素B_{12}可降低血浆同型半胱氨酸对血管的损伤。

其他

酒：乙醇可增加血液中游离脂肪酸的含量，促进肝脏合成更多的内源性甘油三酯和低密度脂蛋白。

茶：茶多酚可减少胆固醇在动脉壁沉积，抗血栓形成。

大蒜和洋葱：含有硫化物可降低血胆固醇水平，提高高密度脂蛋白。

香菇和黑木耳：可降低血胆固醇。

动脉粥样硬化的饮食治疗

据研究表明，引起动脉粥样硬化的重要原因是血液中胆固醇或甘油三酯过多，沉积在血管壁上，造成血管脆弱，而导致这一症状的罪魁祸首是饮食不合理。因此，为了防止动脉粥样硬化，日常饮食的管理尤为重要。

1
减少饱和脂肪酸及胆固醇的摄入量。全天食物中饱和脂肪酸、多不饱和脂肪酸、单不饱和脂肪酸的比例最好是0.7∶1∶1.3，胆固醇摄入每日不超过300毫克。
胆固醇高的食物：动物脑、乌贼、动物内脏、蛋黄等。
饱和脂肪酸含量高的食物：奶油，黄油，肥猪肉、牛肉、羊肉，油炸食品等。

2
不要吃太多的主食，每日200~300克，注意粗粮和细粮的搭配。

3
少吃甜食，多吃新鲜蔬菜和水果，保证足够的维生素、矿物质及膳食纤维的供应。适量摄入坚果，但注意不要摄入过量，以免体重增加。每日摄入坚果20~25克。

4
控制盐的摄入量，每日5克以下为宜。

5
不吸烟、少饮酒或不饮酒。

6
多吃含钾食物。钾是血管的保健剂，能阻断血管紧张所导致的血压升高，有促进排尿、降压的作用，进而可防治血管疾病。但钾在人体中的含量很少，而且不能在体内储存，每日必需从食物中获得2 000毫克钾，才能满足身体健康的需要。举例来说，将30克大豆、50克小米、100克牛肉、100克菠菜、100克油菜、100克香蕉、80克鲅鱼、48克海带搭配食用，即可满足每天钾的摄取量。

动脉粥样硬化患者的生活方式

 控制体重,超重和肥胖人群易发生糖尿病、高血压及高脂血症。"三高"是血管的"杀手"。

 戒烟限酒,避免吸入二手烟。

 适当的体力劳动和体育运动,以不过多增加心脏负担和不引起不适感觉为原则。

 积极治疗"三高",控制不佳的"三高"是引起动脉粥样硬化的重要原因。

动脉粥样硬化的药物与手术治疗

1.使用各类降血脂药物,控制血脂。在合理膳食、适量运动的基础上,血脂仍高于正常时,可用调脂药,防止血液中过量脂质沉积在血管壁上。

2.抗血小板黏附和聚集的药物,可防止血栓形成,防止血管阻塞性疾病的发生和发展。如阿司匹林、潘生丁、氯吡格雷、西洛他唑等。

3.扩张血管药物,解除血流输送障碍。如硝酸甘油和消心痛、心痛定等。

4.溶血栓和抗凝血药物。对动脉内血栓导致管腔狭窄或阻塞者,可用溶解血栓药、抗凝药,如尿激酶、重组组织型纤维蛋白溶酶原激活剂、肝素等。

5.手术治疗。对狭窄或闭塞动脉进行再通、重建或旁路移植等外科手术,也可行血管腔内放置支架等介入治疗,以恢复动脉供血。

各种药物的使用一定要在专科医生指导下进行。

动脉粥样硬化食疗茶疗方

枸杞子中的烟酸有助于扩张血管、降低体内胆固醇；枸杞子中的多糖有助于降血脂，防止动脉粥样硬化，而且其中的类胡萝卜素有辅助降压的作用。可取适量等比例的枸杞子、五味子磨成粉末。每次取10克，用开水冲泡。

枸杞子

天麻

天麻具有降低血管阻力、对血管平滑肌有解痉作用，可以使躯体血管、脑血管和冠状动脉的阻力降低和血流量增加。平时做菜时可以适量放入天麻。

丹参中的丹参酮、隐丹参酮、原儿茶醛、原儿茶酸等成分，具有扩张外周血管，改善微循环的作用，还可增加冠脉血流量、降低心肌兴奋性和传导性。但丹参有抑制血小板凝集的功效，不能和阿司匹林、华法林等抗凝血药物同时服用，否则容易导致出血。取适量丹参和海蜇，辅之以料酒、盐、姜片、葱段、香油烹制食用，可以防治血栓。

丹参

冠心病

　　冠心病是冠状动脉粥样硬化性心脏病的简称。冠状动脉是向心肌供血的专用血管，开口在主动脉根部的主动脉窦，是动脉粥样硬化首先侵犯的部位。而冠状动脉粥样硬化会使血管壁变厚，管腔狭窄，血流量减少，导致心肌缺血。

冠心病形成过程及其临床特点

　　心肌缺血：一旦心肌缺血，就会出现胸闷、气短、心慌等症状，静坐时症状改善，在上楼、爬高、负重时症状会加剧。

　　心绞痛：当心肌缺血达到或超过75%时，就会出现剧烈的心绞痛。

　　心肌梗死：因心肌供血的血管完全堵塞，心肌失去血的供应从而发生坏死，这就是心肌梗死。

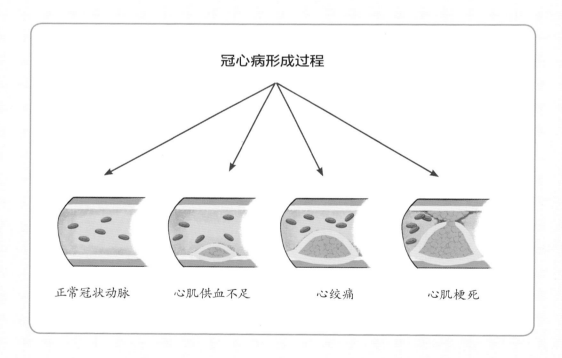

正常冠状动脉　　　　心肌供血不足　　　　心绞痛　　　　心肌梗死

冠心病的危险因素

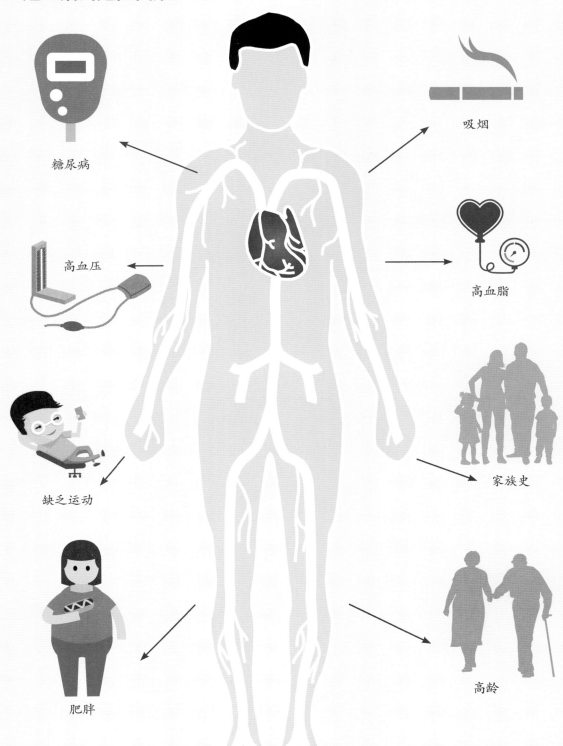

糖尿病

吸烟

高血压

高血脂

缺乏运动

家族史

肥胖

高龄

冠心病的营养治疗

1. 控制热量摄入

标准体重（千克）=身高（厘米）-105。对于体重超标的冠心病患者来说，减少体重可以减轻心脏负担。控制体重的首要方式就是减少热量的摄入。一般可以按照每千克理想体重105千焦热量来计算。则身高175厘米的男性，每天摄入的热量约为70千克×105千焦/千克=7 350千焦。

2. 脂肪摄入量应为总热量的25%

每日脂肪摄入量应为总热量的25%左右，其中动物脂肪要少于10%。胆固醇摄入量要低于300毫克（相当于1个鸡蛋的量），如患者有高脂血症，胆固醇摄入要低于200毫克（相当于100克猪肝的量）。

40岁以上的人，即使血脂正常也要避免多吃动物脂肪和高胆固醇食物，如肥肉、动物内脏、鱼子、蟹黄等，而鸡肉、鱼肉、鸡鸭蛋、豆腐等脂肪及胆固醇含量低，可以食用。

4. 蛋白质与碳水化合物要适量

动物性蛋白质只能占蛋白质总量的30%，大豆制品能降低血液中胆固醇含量，可常食用。碳水化合物供热量应占膳食总热量的60%左右，应限制摄入含糖多的食品。

3. 限制钠盐，每日5克为宜

有研究显示，如果将每天盐的摄入量从10克减少到5克，可使血压下降10/5毫米汞柱。限盐要长期坚持，摄入过多的盐会影响降压药的效果。

5. 保证不同维生素的均衡摄入

维生素能改善心肌代谢和心肌功能。维生素B_6能降低血脂。维生素C可使部分高胆固醇血症患者的血胆固醇下降，还能增强血管的弹性，保护血管壁的完整性，防止出血，又能促进心肌梗死的病变处愈合。维生素E是抗氧化剂，能防止脂质过氧化，改善冠状动脉血液的供应，降低心肌耗氧量。

10. 多吃深色蔬菜

蔬菜水果中含有丰富的维生素、矿物质和膳食纤维,对防治冠心病有重要意义。蔬菜包括植物的叶、茎,茄果,鲜豆等。

红、黄、绿色等深色蔬菜中维生素含量超过浅色蔬菜和水果,是类胡萝卜素、维生素B_2、维生素C、钙、磷、铁和膳食纤维的主要来源。水果中的猕猴桃、刺梨、沙棘等也是维生素C、胡萝卜素的丰富来源。

9. 纠正不良生活习惯

避免暴饮暴食,以免加重心脏负担,诱发心绞痛。注意保持乐观精神,工作有序,劳逸结合,睡眠充足。

8. 戒烟可使病情减轻

吸烟会增加血小板黏稠度,增高血脂,引起心律失常。吸烟时吸入一氧化碳,使碳氧血红蛋白增加,影响血液携氧能力,易出现心肌缺氧,加重冠心病。

7. 每天运动 30 分钟

建议每日运动30分钟。每周坚持运动3次以上即可见降血压效果,又可防治肥胖,锻炼心脏功能。

6. 多选用水溶性膳食纤维

膳食纤维每日可摄入20克(相当于100克燕麦+100克茼蒿+130克西蓝花的量),多食用富含水溶性膳食纤维的食物,如大豆类、蔬菜类,有助于使血胆固醇含量降低。但也不可食入过量膳食纤维,以免影响某些微量元素的吸收。

冠心病的预防与治疗

预防冠心病的发生主要在于预防动脉粥样硬化的发生或治疗已存在的动脉粥样硬化病变，改善冠脉供血、降低心肌耗氧，以防病情发展及恶化。

发作时的治疗

休息：休息的目的是减少心肌耗氧。一般发作时停止活动后症状即能逐渐缓解。

药物：扩张血管的药物，可增加冠状动脉血流量，如硝酸甘油、心痛定、速效救心丸等。

缓解期的治疗

生活方式调整，与高脂血症相同，包括减轻体重、饮食控制、戒烟限酒、减轻工作负荷以及减少精神压力，经测评后进行适当的体力活动等。

药物

可以在专科医生指导下使用一些药物。如改善心肌缺血的药物（β 受体阻滞剂、钙拮抗剂），硝酸酯类的血管扩张剂，用于改善心肌血流灌注、预防血栓的药物（如阿司匹林、波立维等），各类降脂药。

血管重建

包括介入治疗及搭桥手术。

介入治疗是用心导管技术疏通狭窄甚至闭塞的冠状动脉管腔，从而改善心肌血流灌注的方法，是心肌血流重建术中创伤性最小的一种。冠心病介入治疗后，特别是植入冠脉支架的患者，应长期服用抗血小板药物，以预防再狭窄的发生。其中，抗血小板药物阿司匹林、波立维，只要没有禁忌至少服用12个月，有条件的可考虑适当延长联合使用的时间，阿司匹林通常需要终身服用。此外，一些其他药物如他汀类降脂药等也是必备药物之一。还要根据医生的要求是否服用或怎样服用抗心绞痛之类的药物。

冠脉搭桥术是治疗冠心病最重要的外科方法。通常是取患者本身的一段血管（如大隐静脉、乳内动脉），移植到主动脉根部和缺血的心肌之间，绕过狭窄或堵塞的位置建立起一条通路，从而达到血运重建的目的。相对冠脉介入治疗，适应证范围广泛，可有效缓解症状，缺点是开胸手术，创伤大，并发症相对多。

冠心病茶疗方

红花

红花有活血通经、祛瘀止痛的作用，主治痛经闭经、跌打损伤、关节疼痛和冠心病。红花中还富含苷类、有机酸，具有扩张血管、降血压、降血脂，改善体内微循环等功能，其中的红花籽油能够清理血管，降低血胆固醇。取适量红花泡茶，有助于改善全身血液循环。

茶叶

茶叶有抗凝血作用，能促进纤维蛋白的溶解，对冠心病有很好的防治效果；所含的茶多酚能增强心肌和血管壁的弹性。

山楂柿叶茶

山楂含有三萜类物质，有强心、增加冠状动脉血流、改善血液循环的作用。柿叶可增加冠状动脉和脑部血流量。茶叶含钾，能排出体内多余的钠，缓解动脉粥样硬化。

枸杞子

枸杞子不仅有滋肝补肾、益精明目的功效，其中所含的甜菜碱及多种维生素、氨基酸等物质，可降低血压，还能清血管，预防心脑血管疾病的发生。枸杞子中含有的亚油酸、亚麻酸等成分，可降低血胆固醇，和红枣一起泡茶能够预防动脉粥样硬化。

荷叶

荷叶具有补肾平肝、祛痰化浊的功效，适用于体型肥胖、嗜食油腻、胸闷口淡的冠心病患者，特别适用于大便干结的患者。

心肌梗死

心肌梗死的发病原因是冠状动脉内血栓形成、血流中断，从而导致部分心肌因严重持久缺血，发生局部坏死。通常症状有剧烈而持久的胸骨后疼痛、发热以及心律失常、休克、心力衰竭。

1.夜间或休息时胸痛。一般夜间或休息后新发生的心绞痛，都是心梗发作的先兆。

5.心绞痛症状加重。既往有心绞痛患者，心绞痛发作比过去频繁，发作持续时间也较久者，舌下含服硝酸甘油后胸痛症状在15~20分钟内不能有效缓解。

心梗发生前的 5 个先兆

通常50%~80%的人在心梗发生前的1~2天或更早，会有一些预警的先兆症状。事先留意可以发现先兆症状的踪迹，及时就医可有效避免身陷心梗危机。

2.与劳累有关的其他部位疼痛。躯体疼痛的现象与劳累、激动等有关联，有可能出现上腹痛、牙痛、下颌痛、左肩臂痛、后背痛等，也要加以重视。

4.无明显诱因的胸痛。在没有明显诱因的安静状态下，也有胸痛症状出现，还伴大汗淋漓、呕吐、恶心等情况时，需及时就医。

3.突然的心慌憋闷。出现了从未出现过的胸闷、乏力、心慌症状，或在活动时出现心慌、气短等现象或症状加重，并有逐渐加重的趋势，需即刻就医。

"三高"人群警惕心肌梗死来袭

高血压、糖尿病、血脂异常的患者,更易发生意外。若身体经常处于超负荷运转状态,或情绪过于紧张,更易诱发心梗。此外,吸烟、喝酒、嗜食肥甘厚味之人,也要特别小心心梗来犯。

特别提醒

心梗高危人群,最好在临睡前喝杯水,以更好地稀释血液。由于很多心梗患者都在早晨发病,因此早晨醒来后不要马上起床,可先在床上安静地躺半分钟再坐起;坐起后,不要立刻下地,要在床上静坐半分钟左右再下床;下床后,不宜立刻活动,可稍微停顿一会儿,再慢慢地活动。

心肌梗死的急救步骤

1.立即让患者原地静卧休息,停止一切活动。稳定情绪,保持镇静。不要随便搬动患者,更不能扶着或背着患者去医院。

2.解开患者贴身衣扣,保持呼吸道通畅。有条件的可以吸氧。

3.检查患者口中是否有异物(如呕吐物),如果有一定要清理出来;如果患者有假牙一定要摘下来,防止其窒息。

4.舌下含服硝酸甘油1片,隔5~10分钟再含化1片。

5.拨打120急救电话,说明所在位置及患者病情。

怎样预防心肌梗死

1.吸烟的患者要立即戒烟。

2.坚持适度的体育锻炼,而且体育运动的方式和方法要在医生的指导下进行。

3.避免过度劳累,尤其是不要搬抬过重的物品。

4.不要在饱餐或饥饿的状态下洗澡,水温应与体温相当,洗澡的时间不宜过长。

5.控制好高血压、糖尿病,无论血脂是否异常,都要坚持服用他汀类药物,把低密度脂蛋白胆固醇(坏胆固醇)降到1.8毫摩尔/升以下。坚持服用阿司匹林,每日100毫克,按时服用,定期复诊。

50%~80%的人在心肌梗死发生前的1~2日或更早就会有先兆。

173

心肌梗死的营养治疗

心肌梗死的营养治疗原则是少食多餐，可选用易消化的流食、半流食及软食，以低热量、低胆固醇、高营养食物为主，减少胀气食物的摄入量，饮食应清淡，忌辣忌咸。

吃点大蒜预防血管硬化

生吃大蒜或洋葱10~15克有降血脂的功效，并有增强膳食蛋白活性和预防血管硬化的作用。

大蒜可防止心脑血管中的脂肪沉积，诱导组织内部脂肪代谢，显著增加纤溶酶活性。降低胆固醇含量，抑制血小板的聚集，降低血浆浓度，增加微动脉的扩张度，促使血管舒张，调节血压，增加血管的通透性，从而抑制血栓的形成和预防动脉粥样硬化。

饭后吃点醋可以降低血压

醋能抑制和降低人体衰老过程中过氧化脂质的形成，降低血压，防止心脑血管疾病，也能降低尿糖含量，预防糖尿病。醋中所含的醋酸、乳酸、氨基酸、甘油和醛类化合物能促进血液循环。醋中的氨基酸可消耗体内过多的脂肪，可以起到一定的瘦身作用。

心肌梗死茶疗方

山楂

山楂中的类黄酮有一定的强心作用，可缓慢而持久地降压；三萜类成分有显著的扩张血管及降压作用；解脂酶能促进脂肪类食物消化，促进消化液分泌，有助于胆固醇转化。可以取适量山楂用开水冲泡后饮用。

丹参

丹参茶可以扩张冠状动脉，改善冠状动脉血流量，从而改善心肌缺血、心肌梗死和心脏功能。丹参茶还可以调节心律，扩张外周血管，改善微循环，但切忌和阿司匹林一起服用。可以将丹参制成粗末，每次取9克和3克绿茶一起冲泡饮用。

容易忽略的"不典型"心肌梗死

不典型心肌梗死多发于高龄人群，发作时会有各种表现，如突然呼吸困难并加重、恶心、呕吐、牙痛、下颌痛、头痛、头晕、失眠、极度疲倦、食欲差、消化不良、胃痛、焦虑等症状。

一些原本存在呼吸系统问题的患者，若突然发生不明原因的呼吸困难、咳嗽、咳泡沫样痰等状况时，也需高度怀疑突发心肌梗死。

若这些症状与运动、劳累、激动有关联，且持续时间超过20分钟，需及时就医。

心力衰竭

心力衰竭是指充血性心力衰竭，即心脏每分钟泵血量不足以满足人体对氧和营养物质正常需求时的一种严重症状，或心功能不全。心力衰竭发作前几乎没有先兆，因此被称为"沉默杀手"。就大多数心力衰竭患者而言，即使没有感受到心脏的功能损害，心脏的结构和功能也会不断恶化。

心力衰竭的表现

1. 喘、肿

爬楼梯或搬重物时会感觉憋闷，气不够用，感觉很累，而且小腿肿胀。有心脏病的患者如果出现了典型的喘、肿等症状，患心力衰竭的可能性会更大。

2. 心跳过快

在做很轻的体力活动时也会感觉心慌气短，感觉非常累，休息很长时间后才能恢复正常。

3. 其他表现

经常感冒，输液治疗时心慌会加重等，都是心力衰竭的早期症状。这些症状可能不典型，但是应该引起重视。

引发心力衰竭的因素有哪些

1. 肥胖

肥胖者容易患心力衰竭，因为体重比较重，在活动时，心脏负担比正常人要大。而且肥胖者患有高血压、心肌梗死等疾病的概率更大。腹部脂肪堆积还会抬高膈肌，减少肺容量，进而改变心脏的位置，对呼吸不利，这些因素都会导致心力衰竭。

2. 感冒

一般人感冒可能吃点药或者打个点滴就能痊愈，但对于患有心脏病的人来说，感冒可能会诱发急性心力衰竭。

3. 喝水过多

平时心功能不好的人，如果一次喝过多的水，水分会快速进入血液，稀释血液，血液的携氧能力减弱。血量的骤然增加会导致心肌耗氧量增加，从而增加心脏的工作量。对于这种突如其来的变化，心功能原本不好的人不能适应，容易导致急性心力衰竭。

4. 输液治疗

输液可能会导致药物过敏、急性心力衰竭。输液量过大、速度过快，加上输注的含钠液体过多，水分会过快进入血液，加重心脏负担。如果患者患有心脏病、肾功能衰竭，血液循环内过多的液体不能及时排除体外，就可能导致心力衰竭。

心力衰竭的营养治疗

根据病情的具体情况，限制钠的摄入量

钠会增加心脏负担，钠盐是引起血压升高的主要诱因，而血压升高很可能引起心力衰竭，所以饮食清淡少盐是关键。正常人一般每日盐摄入量应不超过6克，而心衰时需控制在3克以下。

限制蛋白质及热量摄入

蛋白质不易消化，如果摄入过多，会给胃肠、肝脏、胰脏和肾脏造成负担，进而使肠胃功能紊乱，损害肝脏、肾脏。一般以每千克体重摄入1克蛋白质为宜，每天50~70克（大约相当于主食250克+瘦肉100克+牛奶250~500克+鸡蛋1个+蔬菜500克），其中至少有一半是优质蛋白质。但当心力衰竭严重时，要减少蛋白质的摄入，每天每千克体重摄入0.8克为宜。

如果热量摄入过多，身体就会将多余的热量转换为甘油三酯，这将会降低身体的新陈代谢能力，多余的糖和碳水化合物会导致甘油三酯增高，不利于心脏健康，可能会引发心力衰竭。

适当增加钾含量丰富的食物

摄入足量的钾，可以显著减轻胆固醇在主动脉壁沉积，同时还能抑制动脉血栓的形成和血小板聚集，从而预防动脉粥样硬化、心力衰竭等心血管病变。但要注意的是，钾和钠的摄入量为2:1，如果钠的摄入量过高，会导致体内缺钾。

镁是心脏的保护神

镁能阻止胆固醇的合成，防止由于冠状动脉痉挛和心律失常引起的猝死，可以预防心力衰竭、冠心病等。研究发现，心律失常、心肌梗死、冠心病患者，血清中的镁、细胞内的镁水平会低于正常值水平，因此日常饮食中要注意镁的补充。

食物含镁量

食物名称	每100克可食部分镁含量（毫克）
松子(生)	567
黑芝麻	290
莲子(干)	242
花生仁(生)	178
黑木耳(干)	152
香菇(干)	147
黑米	147

心力衰竭茶疗方

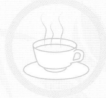

荸荠

传统观点认为，荸荠有生津止渴、利肠通便、清肺化痰的功效。用荸荠煮水也有一定的利水作用。可以帮助心衰水肿的患者排除体内多余的水分。

百合

百合有安神、滋阴润肺的作用，适合心律失常和心力衰竭患者煮粥、煮汤食用。

党参、丹参

取适量党参、丹参煎水服用，有益气化瘀的功效，可以改善胸闷、胸痛、心悸、脉细等症状，增强心脏功能，有保护心脏的作用。

银杏叶

银杏叶能促进血液循环，改善心脏供血不足状况，而且近年来从银杏叶中提取的银杏叶黄酮苷，用于治疗冠心病效果很好。可以取银杏叶5克，洗净、切碎，用开水闷泡30分钟饮用，对心力衰竭有很好的防治效果。

玉竹

玉竹能改善血液循环，煎煮后饮用可以改善高血压和血脂异常等症状。玉竹中的甾体皂苷是一种生物活性物质，有降低胆固醇含量、改善心肌舒缩功能的作用。将丹参、玉竹、山楂各50克和水煎服，有利于心脏健康。

代谢综合征

代谢综合征是指人体的蛋白质、脂肪、碳水化合物等物质发生代谢紊乱的病理状态，是一组以肥胖、高血糖、血脂异常（指高甘油三酯血症和低高密度脂蛋白胆固醇血症）以及高血压等聚集发病，严重影响机体健康的临床症候群。

发生代谢综合征的主要问题是肥胖以及肥胖带来的胰岛素抵抗。患有代谢综合征的人都具有糖尿病、心脑血管疾病的危险因素，心脑血管疾病的发生率及死亡风险是无代谢综合征者的2~3倍，代谢综合征患者发生2型糖尿病的概率是无代谢综合征者的5倍。

代谢综合征的防治

代谢综合征防治的主要目标是预防临床心脑血管病和2型糖尿病的发生。代谢综合征的预防和治疗主要是启动健康的生活方式以及针对各种危险因素如糖尿病、高血压、血脂异常等进行相应的药物治疗。

代谢综合征的治疗目标

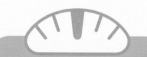

1.体重：体重在一年内减轻7%~10%，争取体重指数（BMI）和腰围正常化（正常的腰围为：男性＜85厘米，女性＜80厘米）。

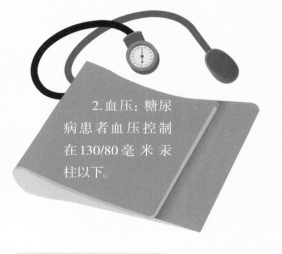

2.血压：糖尿病患者血压控制在130/80毫米汞柱以下。

3.血脂：低密度脂蛋白胆固醇不超过2.6毫摩尔/升，血脂不超过1.7毫摩尔/升，高密度脂蛋白胆固醇男性应不低于1.04毫摩尔/升、女性应不低于1.3毫摩尔/升。

4.血糖：空腹血糖小于6.1毫摩尔/升、餐后2小时血糖小于7.8毫摩尔/升及糖化血红蛋白小于7%。

代谢综合征的饮食治疗

在饮食方面，针对具体问题进行相应的饮食控制。如超重或肥胖的患者应减轻体重，控制每天进食的量，减少主食，多选粗粮，不吃甜食，吃瘦肉不吃肥肉，多吃蔬菜，每天吃适量水果。

腰围是代谢综合征的重要判断指标，腰围超标，说明腹部有大量脂肪堆积，这些在腹部堆积的脂肪极易引起心脑血管疾病和糖尿病。缩小腰腹围，争取腰围正常化，是缓解代谢综合征的重要举措。正常的腰围为：男性<85厘米，女性<80厘米。

🌡 脂超标者应控制食物中总脂肪、饱和脂肪、反式脂肪、胆固醇等的摄入量。

🌡 有血糖异常和糖尿病者应控制主食和甜食的摄入，多选用粗粮，不吃甜食，注意水果的摄入量和种类。

🌡 出现高血压时应注意限制食物中钠的摄入量，适当增加食物中钾和钙的摄入量。相关的具体内容可以参见高血压、糖尿病和高脂血症的饮食原则来进行具体安排。

🌡 适当的体力活动和体育运动。代谢性疾病都与体重超标和体力活动过少密切相关，所以适当的运动有助于减轻体重、减少体内脂肪的含量、增加肌肉量，从而减轻代谢综合征的症状，对控制血压、血糖、血脂都大有益处。

🌡 戒烟限酒。吸烟和大量饮酒也是引起高血压、冠心病和糖尿病的危险因素。

代谢综合征的药物治疗

针对各种危险因素如糖尿病、血脂异常、高血压及肥胖等选用相应药物治疗。

附录 1 不同种类食物血糖生成指数（GI）*

食物种类	序号	食物名称	GI
糖类	1	葡萄糖	100.0
	2	绵白糖	83.8
	3	蔗糖	65.0
	4	果糖	23.0
	5	乳糖	46.0
	6	麦芽糖	105.0
	7	蜂蜜	73.0
	8	胶质软糖	80.0
	9	巧克力	49.0

食物种类	序号	食物名称	GI
谷类及制品	10	*小麦（整粒，煮）	41.0
	11	*粗麦粉（蒸）	65.0
	12	面条（小麦粉）	81.6
	13	*面条（强化蛋白质，细，煮）	27.0
	14	*面条（全麦粉，细）	37.0
	15	*面条（白，细，煮）	41.0
	16	*面条（硬质小麦粉，细，煮）	55.0
	17	*线面条（实心，细）	35.0
	18	*通心面（管状，粗）	45.0
	19	面条（小麦粉，硬，扁，粗）	46.0
	20	面条（硬质小麦粉，加鸡蛋，粗）	49.0
	21	面条（硬质小麦粉，细）	55.0
	22	馒头（富强粉）	88.1
	23	烙饼	79.6
	24	油条	74.9
	25	粳米粥	69.4
	26	米饭	83.2
	27	*黏米饭（含直链淀粉高，煮）	50.0
	28	*黏米饭（含直链淀粉低，煮）	88.0

食物种类	序号	食物名称	GI
谷类及制品	29	糙米（煮）	87.0
	30	稻麸	19.0
	31	糯米饭	87.0
	32	粳米糯米粥	65.3
	33	黑米粥	42.3
	34	大麦（整粒，煮）	25.0
	35	大麦粉	66.0
	36	黑麦（整粒煮）	34.0
	37	玉米（甜，煮）	55.0
	38	玉米面（粗粉，煮）	68.0
	39	玉米面粥	50.9
	40	玉米糁粥	51.8
	41	玉米片	78.5
	42	玉米片（高膳食纤维）	74.0
	43	小米（煮）	71.0
	44	小米粥	61.5
	45	米饼	82.0
	46	荞麦（黄）	54.0
	47	荞麦面条	59.3
	48	荞麦面馒头	66.7
	49	燕麦麸	55.0

食物种类	序号	食物名称	GI
薯类、淀粉及制品	50	马铃薯	62.0
	51	马铃薯（煮）	66.4
	52	*马铃薯（烤）	60.0
	53	*马铃薯（蒸）	65.0
	54	*马铃薯（用微波炉烤）	82.0
	55	*马铃薯（烧烤，无油脂）	85.0
	56	*马铃薯泥	73.0
	57	马铃薯粉条	13.6
	58	甘薯（山芋）	54.0
	59	甘薯（红，煮）	76.7
	60	藕粉	32.6
	61	苕粉	34.5
	62	粉丝汤（豌豆）	31.6

＊杨月欣，中国疾病预防控制中心营养与食品安全所．中国食物成分表 [M]，2 版．北京：北京大学医学出版社，2009 年．表格中 * 表示引用国外数据。

63	大豆（浸泡，煮）	18.0
64	大豆（罐头）	14.0
65	大豆挂面	66.6
66	豆腐（炖）	31.9
67	豆腐（冻）	22.3
68	豆腐干	23.7
69	绿豆	27.2
70	绿豆挂面	33.4
71	蚕豆（五香）	16.9
72	扁豆	38.0
73	扁豆（红，小）	26.0
74	扁豆（绿，小）	30.0
75	*扁豆（绿，小，罐头）	52.0
76	*小扁豆汤（罐头）	44.0
77	*利马豆（棉豆）	31.0
78	*利马豆（加5克蔗糖）	30.0
79	*利马豆（加10克蔗糖）	31.0
80	*利马豆（嫩，冷冻）	32.0
81	鹰嘴豆	33.0
82	*鹰嘴豆（罐头）	42.0
83	*咖喱鹰嘴豆（罐头）	41.0
84	*青刀豆	39.0
85	青刀豆（罐头）	45.0
86	*黑眼豆	42.0
87	罗马诺豆	46.0
88	黑豆汤	64.0
89	四季豆	27.0
90	四季豆（高压处理）	34.0
91	*四季豆（罐头）	52.0

豆类及制品

92	*甜菜	64.0
93	胡萝卜（金笋）	71.0
94	南瓜（倭瓜，番瓜）	75.0
95	麝香瓜	65.0
96	山药（薯蓣）	51.0
97	雪魔芋	17.0
98	芋头（蒸）（芋艿，毛芋）	47.7

蔬菜类

99	苹果	36.0
100	梨	36.0
101	桃	28.0
102	桃（罐头，含果汁）	30.0
103	*桃（罐头，含糖浓度低）	52.0
104	*桃（罐头，含糖浓度高）	58.0
105	杏干	31.0
106	杏（罐头，含淡味果汁）	64.0
107	李子	24.0
108	樱桃	22.0
109	葡萄	43.0
110	葡萄干	64.0
111	葡萄（淡黄色，小，无核）	56.0
112	猕猴桃	52.0
113	柑	43.0
114	*柚	25.0
115	*巴婆果	58.0
116	*菠萝	66.0
117	*芒果	55.0
118	*芭蕉（甘蕉，板蕉）	53.0
119	香蕉	52.0
120	香蕉（生）	30.0
121	西瓜	72.0

水果类及制品

122	*花生	14.0

种子类

123	牛奶	27.6
124	牛奶（加糖和巧克力）	34.0
125	牛奶（加人工甜味剂和巧克力）	24.0
126	全脂牛奶	27.0
127	脱脂牛奶	32.0
128	低脂奶粉	11.9
129	降糖奶粉	26.0
130	老年奶粉	40.8
131	加糖奶粉	47.6
132	酸奶（加糖）	48.0
133	*酸乳酪（普通）	36.0
134	*酸乳酪（低脂）	33.0
135	*酸乳酪（低脂，加人工甜味剂）	14.0

乳及乳制品

181

	136	粳米（即食，煮1分钟）	46.0
速食食品	137	粳米（即食，煮6分钟）	87.0
	138	小麦片	69.0
	139	桂格燕麦片	83.0
	140	荞麦方便面	53.2
	141	即食羹	69.4
	142	营养饼	65.7
	143	*全麦维（家乐氏）	42.0
	144	*可可米（家乐氏）	77.0
	145	*卜卜米（家乐氏）	88.0
	146	*比萨饼（含乳酪）	60.0
	147	*汉堡包	61.0
	148	白面包	87.9
	149	面包（全麦粉）	69.0
	150	*面包（粗面粉）	64.0
	151	*面包（黑麦粉）	65.0
	152	*面包（小麦粉,高膳食纤维）	68.0
	153	*面包（小麦粉,去面筋）	70.0
	154	面包 （小麦粉,含水果干）	47.0
	155	*面包 （50%~80%碎小麦粒）	52.0
	156	*面包 （75%~80%大麦粒）	34.0
	157	*面包（50%大麦粒）	46.0
	158	*面包 （80%~100%大麦粉）	66.0
	159	*面包（黑麦粒）	50.0
	160	*面包 （45%~50%燕麦麸）	47.0
	161	*面包（80%燕麦粒）	65.0
	162	*面包（混合谷物）	45.0
	163	*新月形面包	67.0
	164	*棍子面包	90.0
	165	燕麦粗粉饼干	55.0
	166	*油酥脆饼干	64.0
	167	*高膳食纤维黑麦薄脆饼干	65.0

	168	竹芋粉饼干	66.0
	169	小麦饼干	70.0
	170	苏打饼干	72.0
	171	*格雷厄姆华夫饼干	74.0
	172	*华夫饼干	76.0
	173	*香草华夫饼干	77.0
	174	*膨化薄脆饼干	81.0
	175	*达能闲趣饼干	47.1
	176	达能牛奶香脆饼干	39.3
	177	酥皮糕点	59.0
	178	马铃薯片（油炸）	60.3
	179	爆玉米花	55.0

	180	苹果汁	41.0
饮料类	181	水蜜桃汁	32.7
	182	*巴梨汁（罐头）	44.0
	183	*菠萝汁（不加糖）	46.0
	184	*柚子果汁（不加糖）	48.0
	185	橘子汁	57.0
	186	可乐饮料	40.3
	187	*芬达软饮料	68.0
	188	*冰激凌	61.0
	189	*冰激凌（低脂）	50.0

	190	馒头+芹菜炒鸡蛋	48.6
混合膳食及其他	191	馒头+酱牛肉	49.4
	192	馒头+黄油	68.0
	193	饼+鸡蛋炒黑木耳	48.4
	194	饺子（三鲜）	28.0
	195	包子（芹菜猪肉）	39.1
	196	硬质小麦粉肉馅馄饨	39.0
	197	牛肉面	88.6
	198	米饭+鱼	37.0
	199	米饭+芹菜+猪肉	57.1
	200	米饭+蒜苗	57.9
	201	米饭+蒜苗+鸡蛋	68.0
	202	米饭+猪肉	73.3
	203	*玉米粉加人造黄油（煮）	69.0
	204	猪肉炖粉条	16.7
	205	西红柿汤	38.0
	206	二合面窝头（玉米面+面粉）	64.9
	207	*牛奶蛋糊（牛奶+淀粉+糖）	43.0
	208	黑五类粉	57.9

附录 2
90 千卡热量（1 交换份）食物等值交换份表 *

食物种类	等热量食物
主食类	粳米 26 克、小米 25 克、糯米 26 克、薏米 25 克、高粱米 25 克、玉米 25 克、面粉 26 克、米粉 25 克、玉米面 26 克、混合面 25 克、燕麦片 25 克、莜麦面 25 克、荞麦面 25 克、苦荞麦粉 30 克、挂面 25 克、通心粉 25 克、绿豆 28 克、红豆 29 克、芸豆 29 克、干豌豆 29 克、干粉条 25 克、干莲子 26 克、油条 23 克、油饼 23 克、苏打饼干 22 克、烧饼 35 克、烙饼 35 克、馒头 35 克、咸面包 33 克、窝窝头 35 克、生面条 35 克、土豆 118 克、鲜玉米（1 根，中等大小，带棒心）85 克
大豆类	腐竹 20 克、大豆（黄豆）25 克、大豆粉 25 克、豆腐皮 22 克、北豆腐 92 克、南豆腐（嫩豆腐）158 克、豆浆（大豆∶水 =1∶8）642 克、毛豆 70 克
蔬菜类	大白菜 529 克、圆白菜 409 克、菠菜 375 克、油菜 500 克、韭菜 346 克、茴香 375 克、茼蒿 429 克、芹菜 642 克、莴笋 642 克、油菜薹 450 克、西葫芦 500 克、西红柿 474 克、冬瓜 818 克、苦瓜 474 克、黄瓜 600 克、茄子 428 克、丝瓜 450 克、芥蓝 474 克、瓢儿菜 500 克、空心菜 450 克、苋菜 500 克、龙须菜 500 克、绿豆芽 500 克、鲜蘑菇 500 克、海带 99 克、白萝卜 692 克、青椒 391 克、茭白 400 克、南瓜 409 克、花菜 600 克、鲜豇豆 310 克、扁豆 243 克、洋葱 231 克、蒜苗 243 克、胡萝卜 103 克、山药 161 克、荸荠 153 克、藕 129 克、凉薯 150 克、慈姑 96 克、百合 56 克、芋头 167 克、鲜豌豆 86 克
水果类	柿子 127 克、香蕉 99 克、鲜荔枝 129 克、梨 205 克、桃 188 克、苹果 173 克、橘子 176 克、橙子 191 克、柚子 219 克、猕猴桃 161 克、李子 250 克、杏 250 克、葡萄 209 克、草莓 300 克、西瓜 360 克
肉蛋类	熟火腿 20 克、香肠 18 克、五花肉 27 克、午餐肉 35 克、熟叉烧肉（无糖）35 克、熟酱牛肉 37 克、熟酱鸭 35 克、大肉肠 33 克、猪瘦肉 63 克、牛肉 72 克、羊肉 44 克、排骨 32 克、鸭肉 38 克、鹅肉 36 克、兔肉 88 克、蟹肉 145 克、水浸鱿鱼 100 克、鸡蛋粉 15 克、鸡蛋（1 个，带壳）63 克、鸭蛋（1 个，带壳）50 克、松花蛋（1 个，带壳）51 克、鹌鹑蛋（5 个，带壳）56 克、鸡蛋清 150 克、带鱼 71 克、草鱼 80 克、鲤鱼 83 克、甲鱼（带壳）80 克、比目鱼 84 克、大黄鱼 93 克、黄鳝 89 克、黑鲢 80 克、鲫鱼 83 克、对虾 97 克、青虾 80 克、鲜贝 117 克、水浸海参 115 克
奶类	脱脂奶粉 25 克、奶酪 25 克、牛奶 167 克、羊奶 160 克、无糖酸奶 130 克
油脂类	花生油（1 汤匙）10 克、香油（1 汤匙）10 克、玉米油（1 汤匙）10 克、菜籽油（1 汤匙）10 克、豆油（1 汤匙）10 克、红花籽油（1 汤匙）10 克、核桃 14 克、杏仁 25 克、花生米 30 克、猪油 11 克、牛油 11 克、羊油 11 克、黄油 10 克、葵花子(带壳)25 克、西瓜子（带壳）17 克

* 向红丁 . 糖尿病 300 个怎么办 [M]，3 版 . 北京∶中国协和医科大学出版社，2004 年 .

图书在版编目（CIP）数据

清血管降三高 / 李宁 , 谢洪智主编 . —南京 : 江苏凤凰科学技术出版社 , 2020.05（2025.03 重印）
ISBN 978-7-5713-1018-9

Ⅰ.①清… Ⅱ.①李… ②谢… Ⅲ.①高血压 – 防治②高血糖病 – 防治③高血脂病 – 防治
Ⅳ.① R544.1 ② R587.1 ③ R589.2

中国版本图书馆 CIP 数据核字（2020）第 037376 号

中国健康生活图书实力品牌
版权归属凤凰汉竹，侵权必究

清血管降三高

主　　　　编	李　宁　谢洪智	
编　　　著	汉竹	
责 任 编 辑	刘玉锋	
特 邀 编 辑	陈　岑	
责 任 校 对	仲　敏	
责 任 设 计	蒋佳佳	
责 任 监 制	刘文洋	

出 版 发 行	江苏凤凰科学技术出版社
出版社地址	南京市湖南路 1 号 A 楼，邮编：210009
出版社网址	http://www.pspress.cn
印　　　刷	江苏凤凰新华印务集团有限公司

开　　　本	720 mm × 1 000 mm　1/16
印　　　张	12
字　　　数	200 000
版　　　次	2020 年 5 月第 1 版
印　　　次	2025 年 3 月第 14 次印刷

标 准 书 号	ISBN 978-7-5713-1018-9
定　　　价	39.80 元

图书如有印装质量问题，可向我社印务部调换。